金塊　文化

金塊 文化

讓膝關節不老の自我保健療法

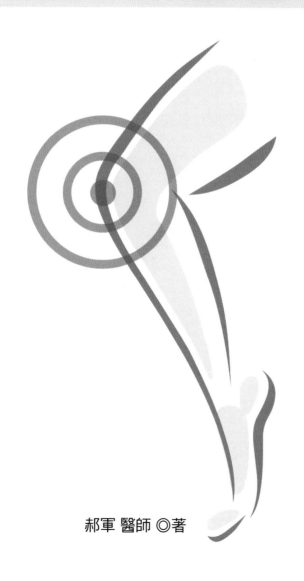

郝軍 醫師 ◎著

目錄

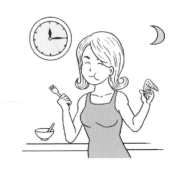
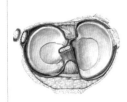

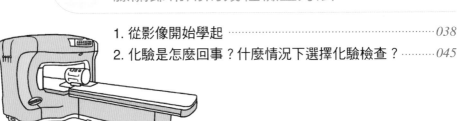

目錄

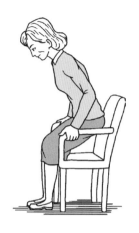
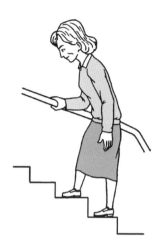

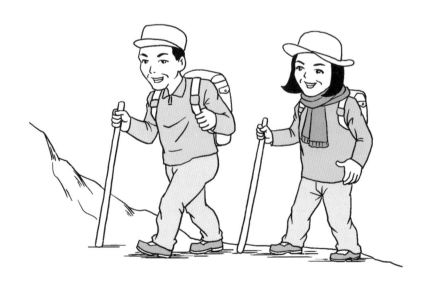

　　「腿疼」對誰來說都不是無關緊要的事，作為一名醫生，在工作時常常遇到很多膝關節疼痛的患者，他們有的是以網球、高爾夫、登山、旅遊為樂趣的中青年，也有退休在家，早晚和同伴出去蹓躂的銀髮族，他們都會因膝關節疼痛而被迫放棄自己喜愛的生活及運動方式。而即使自己腿不疼，家裡一定有個腿疼的長輩，腿疼已經是個普遍的社會問題。

　　為什麼會得這種病？怎樣才能重拾自己喜歡的運動？能徹底治好嗎？怎樣運動才好？吃什麼對關節好？如果有了疼痛，該怎麼檢查、治療？是保守醫療還是動手術？手術後應注意什麼事項？面對患者提出的這些問題，作為醫生的我只能簡要地說上兩三句，同時心裡也沉甸甸的，因為每天門診要面對的是40～50位患者，每個患者平均只有十幾分鐘的時間，還要包括詢問病史、體格檢查、完成門診病歷等，實在沒有時間指導患者的功能訓練和日常生活管理。

　　我很早就想寫這本書——怎樣預防和治療腿疼？強調自己日常的生活管理和正確的功能訓練是非常重要的。行走是人類活動最初始的動作之一。在門診上常有這樣的患者，他們說，「骨質增生不要緊，只要不疼，能走路就行」，所以對於醫生來講，使患者不感到疼痛才是治療的最大目的。

　　讓膝關節恢復正常功能，運動療法是最基本，也是最有效的方法，在治療時把人看成一個整體，從頭到腳的全身運動，最大限度地發揮膝關節的功能，才是醫生要解決的問題。本書主要是指導膝關節骨關節炎患者通過運動，來達到預防和治療膝關節骨關節炎的目的，它具有以下幾個特點：

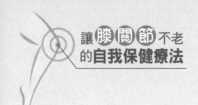

　　1. 權威性。本人有著對膝骨關節病中西醫治療30餘年的臨床經驗，2005年在中央電視臺《健康之路》做過「中醫治療骨性關節炎」的專題講座，並用中醫方法為丁關根、張思卿等中央領導成功治癒膝關節疾患。本人精心為讀者撰寫了這本膝關節骨性關節炎的生活讀本。

　　2. 通俗性。本書語言文字通俗易懂，配合簡潔、生動的插圖，具體展示了運動療法的動作和動作要領，讓患者一看就懂，一學就會，清清楚楚，明明白白。

　　3. 實用性。本書介紹了膝關節骨關節炎及膝關節部位疼痛的常見病因，讓患者清楚自己為什麼會得這個病，繼而瞭解到醫院要做哪些檢查，指導手術前後的健康教育，更告訴患者在日常生活中該注意什麼，怎麼有效地從飲食、運動、工作、起居等方面來進行自我治療和保護膝關節。

　　不管是物理治療，還是藥物治療，包括手術治療都是以病患能行走為目的，為使膝關節達到最好的狀態，本書詳細介紹了膝關節的運動療法，願大家都有健康的膝關節、愉快的生活，這是作者的心願。

CH1

從生活習慣說起

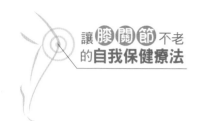

故事概要

　　A、B、C（女性）三人是同年大學畢業的同學，有空閒時經常在一起聚會、聊天。三個人今年都是45歲，快到更年期，是正在發福的年紀，同時也是對健康問題很擔憂的年紀。三個人都出現了膝關節疼痛的症狀，約好一起到醫院檢查，結果到底是怎麼樣呢？

A女士

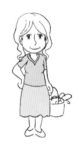

　　身高164cm，體重69kg，腰圍85cm，看上去較胖。習慣不吃早餐，以中餐和晚餐為主，平時不運動，周日或節假日外出爬山，瘋狂運動，穿中跟鞋。

B女士

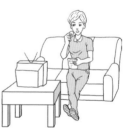

　　身高160cm，體重70kg，腰圍88cm，幾乎不運動。晚上單獨在家，是肥皂劇和韓劇的追求者，經常邊看電視邊吃零食，並以吃美食為幸福，身材肥胖，生活隨意，穿平跟鞋。

C女士

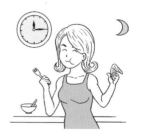

　　身高158cm，體重76kg，腰圍85cm。經常不吃早飯，晚上陪老公應酬很多，晚飯是一天的主餐。愛漂亮，是美容院的常客，穿高跟鞋。

三個人的健康檢查結果和醫生建議分別如下：

A女士為膝關節骨性關節炎早期，髖股關節已開始退變，合併滑膜炎（圖1-1）。A女士很驚訝，「我週末常運動，怎麼會有增生呢？」

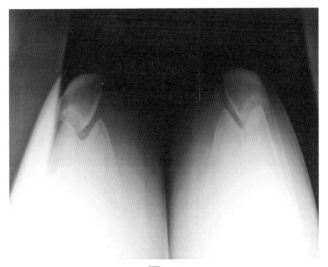

圖1-1

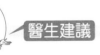 醫生建議

改變生活方式，堅持吃早餐，控制體重至60kg，注意運動方式，要把週末及節假日的爬山改為每天散步，時間為30～50分鐘，距離為4～5km。

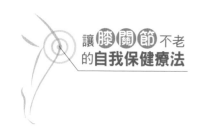

　　B女士為膝關節骨性關節炎中期，膝關節正位片發現脛股關節內側間隙變窄，軸位片髕股關節出現病變，且有增生（圖1-2）。B女士也很驚訝！「我又沒有像A那樣劇烈地爬山，怎麼比她的增生還嚴重？」

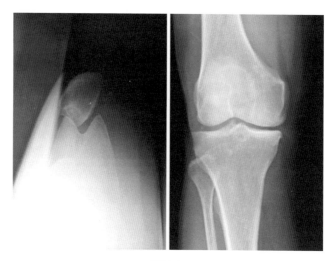

圖1-2

醫生建議

　　都是肥胖惹的禍，雖然現在膝關節增生不嚴重，但今後有加重的可能。建議改變多吃不動的生活習慣，以減輕體重為目標，同時要加強運動，注意肌肉鍛煉，讓肌肉來穩定關節，延緩增生加重。

　　C女士的病情類似B女士，膝關節正位片發現關節內側間隙變窄，軸位髕股關節出現病變，膝關節內側增生（圖1-3）。

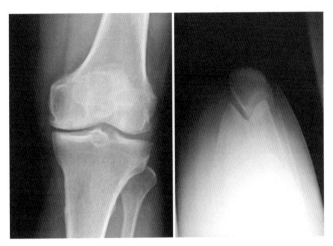

圖1-3

醫生建議

　　C女士屬於較危險的患者：一是體重指數嚴重超標；二是生活習慣不好，如晚上進食、穿高跟鞋等；三是幾乎不運動，以車代步，常常連續開車幾個小時，膝關節一直處於屈曲狀態。建議改變生活方式，避免晚餐過多，同時開車半小時下車活動一下關節，每天至少散步半小時。

　　C女士不以為然，認為平時只是膝關節上下樓梯不適而已，到了這個年紀有點骨質增生也是正常情況，俗話不是說「人老腿先老」嗎？

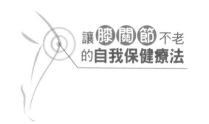

健康檢查後，三個人的生活及健康狀況有什麼改變呢？

A女士的健康計畫──早飯吃好，午飯、晚飯八成飽。

　　被診斷為髖股關節骨性關節炎後A女士很震驚，為了有個健康的
膝關節而改變了生活習慣。

　　A女士很快下決心減肥，開始制定限制飲食的計畫。但是突然減
少飲食量，感到饑餓是必然的。體重確實減輕了，可是由於饑餓引起
的煩躁和失眠，導致她無法專心工作，A女士又一次看了醫生。醫生
建議，不要一味的節食，一日三餐要有規律，每天要養成吃早飯的習
慣，午飯和晚飯吃到八分飽就行了。同在一家公司的老公也很支持
她，兩人約好六點半準時吃晚飯，然後一起外出散步，九點以後不吃
任何東西。他們現在每天散步30分鐘，週末繼續爬山，但爬到感覺累
就停止了。

B女士的健康計畫——停止吃零食和甜食。

B女士對檢查結果並不怎麼在意,她想:我的關節退變雖重,有骨質增生,但是不像A那麼痛,如果因此放棄了自己鍾愛幾十年的零食和甜食,就太難受了,暫且就這樣吧。但是老公很擔憂,繼續這樣下去骨質增生會變嚴重,將來若需要關節置換怎麼辦呢?女兒也說:「還是瘦點好。」在家人的強烈建議下,B女士不太情願地決定改變生活習慣,調整飲食結構,也同時開始運動。

B女士喜歡在看電視時吃瓜子、炸薯條和小點心,現在有一個月沒吃零食了,但體重僅僅減少了1kg。家人鼓勵她說:「雖然不吃零食有效果,但是還要控制肉和高脂肪食物的攝入。」以前B女士中餐常吃漢堡、薯條和拉麵,現在減少到每週只吃一兩次。一邊在跑步機上快走,一邊看電視劇。開始時每天走15分鐘／2km,身體逐漸適應後,逐漸增加到20～30分鐘／3～4km。

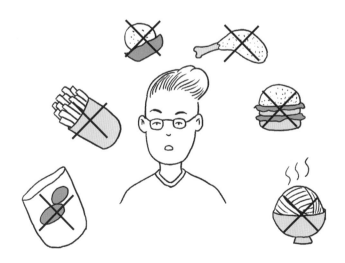

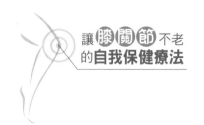

C女士的健康計畫——？

「檢查結果是有骨質增生，但是又痛得不太厲害，沒有什麼大不了的。」公司的應酬繁多，繼續目前的生活狀態，仍然是以晚餐為重點。

醫生雖然建議C女士要減肥，但公司應酬常常是在晚上，C女士總認為晚餐時少吃一點就行了，完全沒有不吃的意思。坐在桌前，面對美食的誘惑和工作的壓力，總是吃到十二分飽，加上交談，晚餐結束時已經十點左右了，這導致早上沒有食欲，再加上時間緊，不吃早餐已經是C女士常年的生活習慣了。對C女士來講，不是不想運動，而是沒有時間，每天被工作追著跑的她，總是想著等到退休了或者是工作少的時候再說，可是⋯⋯

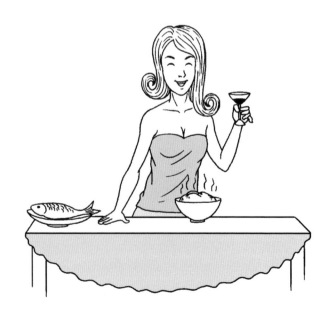

5年後，三人的膝關節狀況如何？

　　A女士的膝關節不腫也不痛了，X光片和5年前相比，髕骨傾斜改善了（圖1-4）。通過改善飲食結構及堅持散步，A女士減肥很成功，她現在體重60kg，腰圍80cm，身材苗條。周圍的人都說A女士變年輕了，從後面看像是20幾歲。A女士感到很高興，只是改變了飲食和運動習慣就有這樣的變化，她決定今後還繼續這樣的生活。

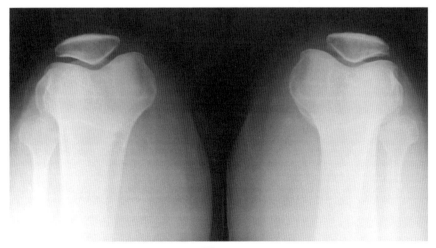

圖1-4

　　B女士這5年來，體重減輕了3kg，現在體重67kg，腰圍84cm。X光片：膝關節骨質增生沒有明顯發展。在家人的幫助下，B女士開始一點點改變生活習慣，雖然仍沒有達到標準體重，可是體重減少了些，骨質增生沒有明顯發展，也沒有膝關節疼痛。醫生建議，按目前的情況看來，還要進一步改善飲食，增加運動，減輕體重。

　　而C女士，雖然有增生和醫生的建議，但是她一點也沒有改變生

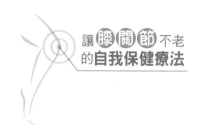
活習慣,像往常一樣匆忙地工作和應酬,膝關節已明顯疼痛起來,X光
片:脛股關節骨質增生,脛股關節內側間隙變窄幾近消失(圖1-5),
並且還有了心臟和肝臟的問題,不得不住院治療。

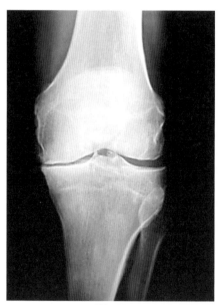

圖1-5

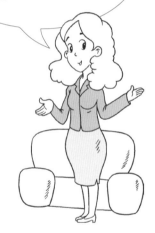

只是改善生活習慣,
竟會有這樣的變化,你也
試試改善一下現在的生活
習慣吧!

CH2

認識膝關節

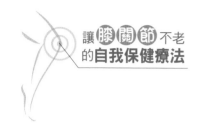

①膝關節的構造與功能

　　膝關節是人體結構最複雜、最大的關節。大致結構是：上方是股骨（大腿骨），下方是脛骨（小腿骨），中間有半月板（兩骨之間的墊）和前後交叉韌帶（筋），兩側是內外側副韌帶，前面是髕骨（膝蓋骨）與下方髕腱相連（圖2-1）。各部分相互協調完成膝關節的各種運動。

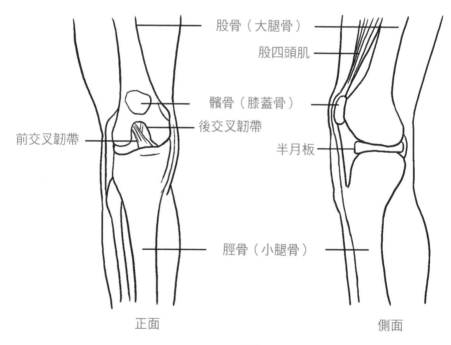

股骨（大腿骨）

股四頭肌

髕骨（膝蓋骨）

後交叉韌帶

前交叉韌帶

半月板

脛骨（小腿骨）

正面　　　　　　　　　側面

圖2-1

② 關節軟骨

1. 關節軟骨是什麼？

關節軟骨就是覆蓋在關節表面的一層很薄的灰白色的有光澤的物質，厚約3～4mm（圖2-2）。如果把膝關節比作桌子，那麼關節軟骨就是桌子的表層，它對維持膝關節的健康起著非常重要的作用，骨質增生主要是它的病變引起的。

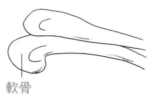

軟骨

圖2-2

2. 關節軟骨的構造如何？

根據軟骨組織內所含纖維成分的不同，可將軟骨分為透明軟骨和纖維軟骨兩種，透明軟骨含有豐富的水分（70％）、網狀膠原纖維（20％）和蛋白多糖（圖2-3）。膠原纖維具有一定的韌度和彈性，蛋白多糖可控制基質中水分滲透，使軟骨具有很高的彈性和耐衝擊力（圖2-4）。

3. 關節軟骨有什麼特性？

a.關節軟骨像一個孤立的小島，無血管、神經、淋巴組織，不與周圍相通，其營養來源主要是滑液，適宜的運動能夠刺激滑膜分泌滑液。

b.關節軟骨又像小孩子一樣，是稚嫩的，一直保持著出生時的原始狀態，自我修復能力較差，不像其他組織具有一定的再塑修復能力。如骨組織，骨折後就可以完全修復（圖2-5）。

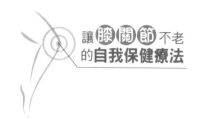

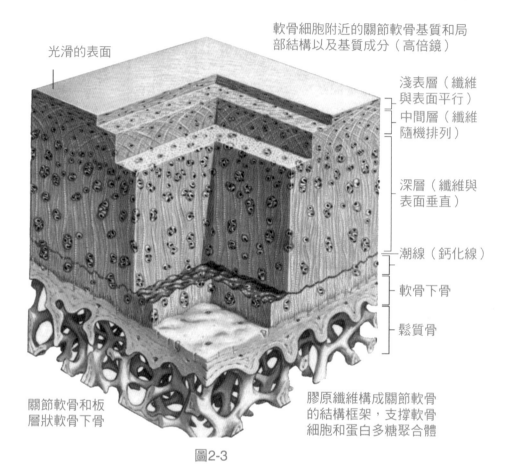

軟骨細胞附近的關節軟骨基質和局部結構以及基質成分（高倍鏡）

光滑的表面

淺表層（纖維與表面平行）

中間層（纖維隨機排列）

深層（纖維與表面垂直）

潮線（鈣化線）

軟骨下骨

鬆質骨

關節軟骨和板層狀軟骨下骨

膠原纖維構成關節軟骨的結構框架，支撐軟骨細胞和蛋白多糖聚合體

圖2-3

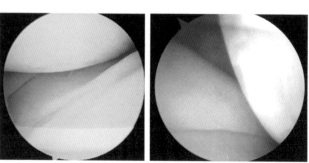

圖2-4

關節鏡下關節軟骨是半透明、灰白色的，像骨董唐白釉一樣，非常美麗

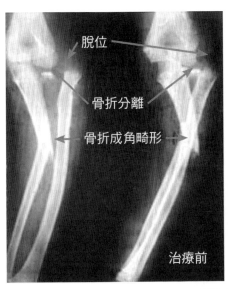
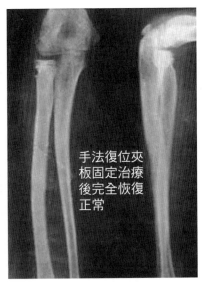

脫位

骨折分離

骨折成角畸形

手法復位夾板固定治療後完全恢復正常

治療前

圖2-5

c.軟骨有獨特而強大的軸承功能（承重極大，非常耐磨），理論上可用100年（圖2-6），有些百歲老人體檢，其他組織均存在退變，如腦萎縮和血管硬化等，但是軟骨仍然很好。

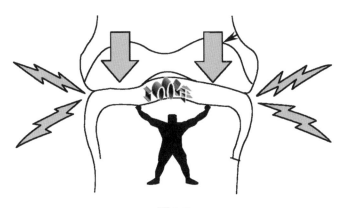

圖2-6

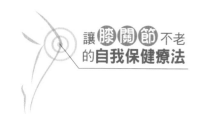

　　由於以上特點，一旦關節軟骨開始破壞，就不能阻止，像碗裂了一道縫一樣。所以，我們要像保護國寶那樣保護軟骨。

膝關節常識看這裡

　　關節軟骨比半月板稍硬，由堅韌的膠原纖維形成網格，中間由透明軟骨素、硫酸軟骨素、軟骨細胞和水分構成。在關節負重時關節軟骨細胞變扁，分散壓力，水分流出，吸收震盪；在去除負荷時，壓力變小，軟骨細胞恢復，水分又回到網狀纖維內，並通過這樣的方式給關節軟骨細胞營養。

4. 軟骨起什麼作用？

　　在充滿水分的網狀纖維格中散在著軟骨細胞，就像一個個在吊床上躺著的小人兒，可以自由彈跳、滑動（圖2-7），軟骨細胞能均勻地把壓力分散，減少運動時的摩擦；同時拱形的膠原纖維富有彈性，可減緩運動時的振盪和衝擊（圖2-8）。

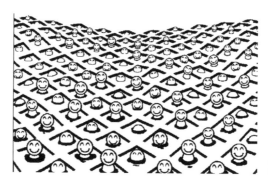

圖2-7

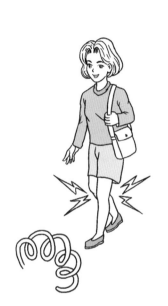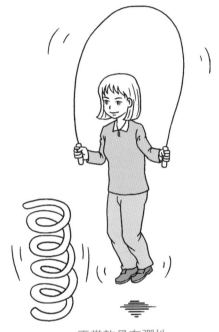

軟骨破壞後無彈性
引起關節疼痛

正常軟骨有彈性
活動正常

圖2-8

膝關節常識看這裡

　　我們的身體對損傷有自我修復能力，而修復組織最主要的物質是血液。例如，骨折後骨折斷端出血，血液中含有豐富的鈣、蛋白質及骨折癒合所需要的營養物質，所以骨折後可以癒合。但是關節軟骨內沒有血管，一旦軟骨細胞損傷了，就不能修復。

❸ 軟骨下骨

軟骨下骨是關節的重要組成部分，位於關節軟骨下方（圖2-9），包括皮質終板及其下方的骨小梁結構，軟骨下骨的主要功能為吸收應力、緩衝震盪和維持關節形狀。通常軟骨下骨在緩衝震盪中起主要的襯墊作用，可避免關節軟骨承受過度應力而致損傷。軟骨下骨的作用如同公路的路基，過軟的路基會導致路面塌陷，過硬的路基將無法有緩衝的作用，而變形的路基必然會導致路面凹凸不平。

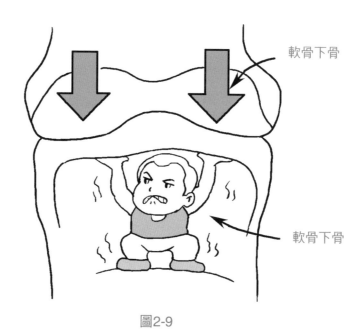

軟骨下骨

軟骨下骨

圖2-9

④ 半月板

1. 半月板是什麼？

半月板是在股骨與脛骨之間的兩個半月狀纖維軟骨組織，分為內側半月板和外側半月板，分別位於膝關節的內外側間隙內（圖2-10）。

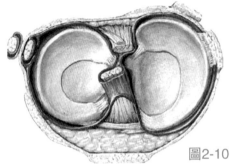

圖2-10

2. 半月板有什麼特點？

a. 內側半月板較大，彎如新月狀，呈「C」形，外側半月板稍小，近似「O」形。

b. 半月板周邊1/3有血管，而內側2/3沒有血管（圖2-11），因此除了近邊緣部的損傷外，其他部位的損傷很難癒合。

c. 半月板由縱行和放射狀Ⅰ型膠原纖維組成，

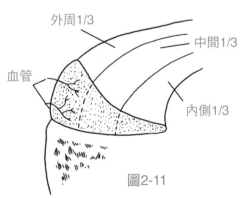

外周1/3

中間1/3

血管

內側1/3

圖2-11

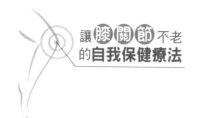

具有很好的彈性和延展性，以適應不同的關節活動（圖2-12）。

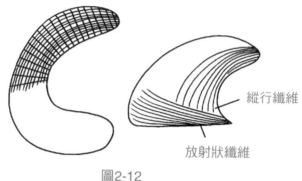

縱行纖維

放射狀纖維

圖2-12

3. 半月板起什麼作用？

a.半月板橫斷面呈三角形，外厚內薄，上面稍呈凹形，從而使球形的股骨髁與脛骨平臺的穩定性增加（圖2-13），保證膝關節長年負重運動而不致損傷。

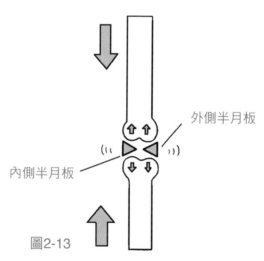

外側半月板

內側半月板

圖2-13

b.傳佈膝關節負荷力，潤滑關節。

c.兩個腔可產生不同的運動，從而增加了運動的形式和範圍。

膝關節常識看這裡

　　老化或運動，特別是扭轉膝關節較多的運動，容易導致半月板損傷，長時間端坐也可能引起半月板損傷。半月板損傷後，無法發揮正常作用，骨與骨之間就容易發生摩損，從而加重關節退變。

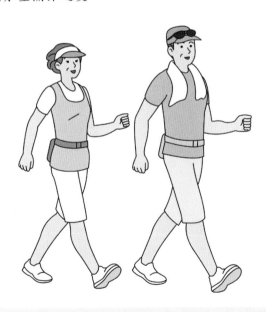

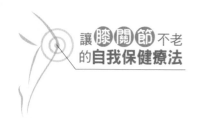

⑤韌帶

　　韌帶就像房子的四個柱子，韌帶是膝關節的支柱。韌帶分前、後交叉韌帶及內、外側副韌帶，共四根，是穩定膝關節的主要結構（圖2-14）。

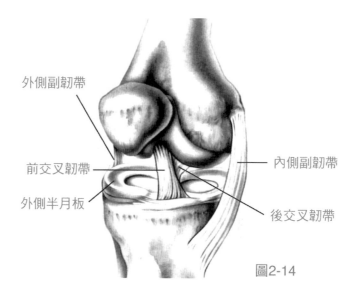

外側副韌帶

前交叉韌帶

外側半月板

內側副韌帶

後交叉韌帶

圖2-14

1.韌帶的構造及特徵

　　韌帶是由緻密纖維結締組織形成，其膠原纖維平行密集排列為束狀，所形成的結構能承受很大的單方向牽拉應力。

2.韌帶的作用

　　前交叉韌帶：保持膝關節的前向穩定性，防止關節過度前移，具有膝關節屈伸和旋轉運動的功能。

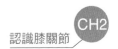

後交叉韌帶：保持膝關節的後向穩定性，防止關節過度後移，具有膝關節屈伸和旋轉運動的功能。

內側副韌帶：對抗膝關節外翻應力。

外側副韌帶：對抗膝關節內翻應力。

膝關節常識看這裡

韌帶的伸縮性減低、損傷、斷裂都會導致膝關節疼痛，膝關節韌帶的損傷常常導致膝關節的不穩定。

受傷後膝關節不穩，可配戴護膝保護，以增加膝關節的穩定性。

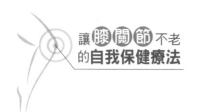

❻ 關節囊

1. 關節囊是什麼,如何構成?

關節囊是包繞運動關節相對的兩個骨端的結締組織膜囊,密封關節腔,就像是汽車的內胎一樣。關節囊分為兩層,外層為纖維層,由緻密的結締組織構成,厚而堅韌,在維持關節的牢固和穩定性方面有著重要作用;內層為滑膜層,薄而柔軟,由血管豐富的疏鬆結締組織構成,覆蓋纖維囊的內面形成環繞滑膜腔的囊(圖2-15)。

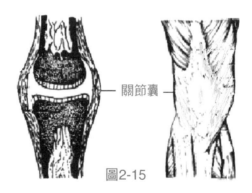

關節囊 ——

圖2-15

2. 關節囊有什麼作用?

膝關節的關節囊將大腿與小腿緊密地連接在一起,穩定膝關節。關節囊的內側由滑膜覆蓋,滑膜分泌關節液,營養濡潤關節,並且隨著關節的運動給軟骨提供營養,同時也起著將軟骨的排泄物質消化和吸收的作用,就像在眨眼的時候,眼瞼給眼球提供營養並起著潤滑作用。一般膝關節腔內只有2～3ml的滑液,如滑膜充血、滲出,會影響軟骨的營養和功能。

⑦ 滑膜

　　滑膜是薄層組織，全部覆蓋在關節內表面，是包容股骨與脛骨、韌帶與半月板的囊腔（圖2-16）。其表面上覆蓋著一層滑膜細胞，起著分泌滑液、營養軟骨和將關節腔內廢棄物除去的新陳代謝作用。

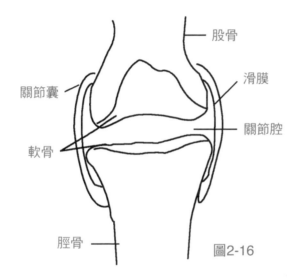

股骨

滑膜

關節囊

關節腔

軟骨

脛骨

圖2-16

⑧ 關節腔

　　關節腔是關節囊與關節面圍成的一個組織空間，在正常情況下含有少量很黏稠的液體（即滑膜液），使關節保持濕潤和潤滑。各種關節炎時，可有大量的滑液產生。腔內平時呈負壓狀態，以增強關節的穩定性。

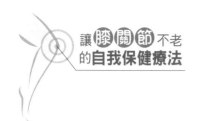

⑨ 滑液

1. 滑液是什麼？

滑液就是關節液，在正常膝關節腔內有2～3ml，是由滑膜分泌的一種具有高度黏稠性的液體。

2. 滑液有什麼特點？

正常滑液清亮、黏稠、無色透明或呈淺黃色，可以拉成細絲，不會自凝成塊。關節有炎症時，滑液量增多，黏稠性降低。

3. 滑液起什麼作用？

滑液主要起著潤滑和營養關節軟骨的作用，並保持著一定的量和生化平衡。關節滑液隨年齡增加而減少，關節缺少潤滑劑，就會因磨損而出現退行性關節炎、骨刺、骨質疏鬆等，關節軟骨長期缺乏關節滑液還會造成軟骨壞死，破壞的軟骨細胞分解出有害的物質，刺激滑膜，引起滑膜炎，導致關節腔內的代謝物質滲出，引起關節液代謝失常，關節水腫。

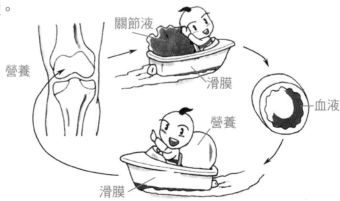

CH3

膝關節常用的
幾種檢查方法

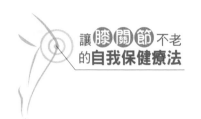

❶ 從影像開始學起

1. X光片是怎麼回事？什麼情況下選擇X光檢查？

　　到醫院看病，醫生常說拍個片子看看吧！拍片子就是做X光檢查。膝關節的X光片有哪些？各有什麼用途？

　　X光檢查是一項方便、簡捷、價格便宜的輔助檢查手段之一。它是根據人體各器官、組織的密度和厚度不同，X光照射後顯示出來黑白自然對比的影子，而組合成圖像。

　　膝關節X光片主要反映骨質的情況，大致分為膝關節正位片、側位片、髕骨軸位片、隧道位片。例如觀察有無骨折，就要拍膝關節的正側位片（圖3-1）；如果懷疑有髕骨疾病，如上下樓梯疼，就需要加拍髕骨軸位片（圖3-2）；如果懷疑有游離體就需要加拍隧道位片（圖3-3）。

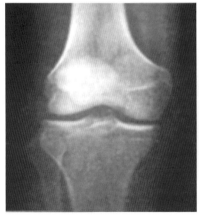 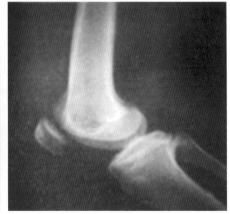

正位片　　　　　　　　　　　　側位片

圖3-1

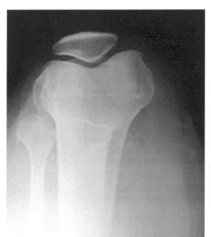

圖3-2

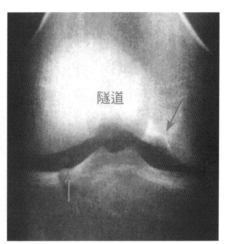

圖3-3

長箭頭顯示部分軟骨缺損，
短箭頭顯示游離體

其次X光片可以辨別軟骨流失的程度，軟骨雖然在X光片上不顯影，但可以根據X光片上關節間隙的寬窄來判斷軟骨的流失程度。正常膝關節的間隙為6～8mm，但是在骨性關節炎早期，就可以看到脛骨與股骨關節的間隙變窄為5mm以下（圖3-4）。到了中期就變窄為明顯的內外關節間隙不對稱，一側間隙寬，一側間隙

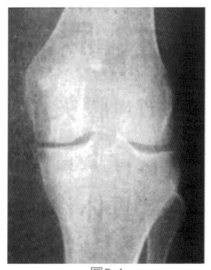

圖3-4

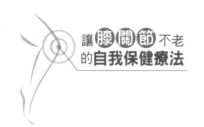

窄（圖3-5）。到了晚期，X光片上表現為關節間隙消失，腿也變形了
（圖3-6）。

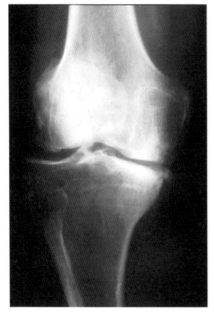

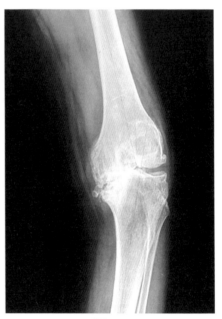

圖3-5

圖3-6

間隙窄的一側是因軟骨磨損造成的

膝關節常識看這裡

　　拍膝關節的X光片，一定要拍負重位，因為只有負重位才能真實反映關節情況。

2. 核磁共振成像（MRI）是怎麼回事？什麼情況下選擇核磁共振檢查？

　　A先生從事房屋裝修工作，是某大品牌地磚的專屬工人，因為工作性質特殊，他長期處於蹲位工作。最近他在工作時常出現膝關節內側痛，到醫院檢查，醫生懷疑他內側半月板損傷，要做核磁共振檢查。A先生猶豫了，他從未受過傷，怎麼半月板就損傷了呢？還必須做核磁共振檢查（圖3-7）？

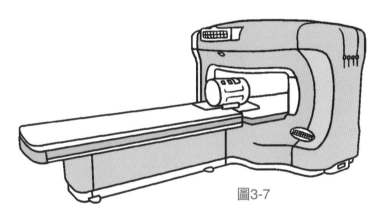

圖3-7

　　醫生的建議是對的，因為半月板、韌帶和軟骨在X光上是不顯影的，只有通過核磁共振檢查才能看到。在核磁共振矢狀位（縱切面）圖像上半月板不同信號為：

　　0級信號：正常（圖3-8）

　　Ⅰ級信號：有點狀的破壞（圖3-9）

　　Ⅱ級信號：有線狀損傷，但未波及關節面（圖3-10）

　　Ⅲ級信號：有線狀損傷，並波及關節面（圖3-11）

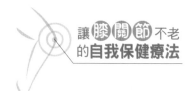

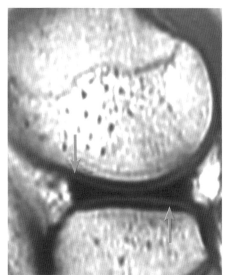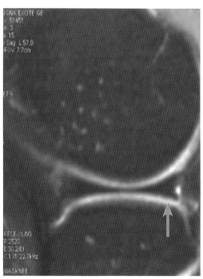

圖3-8　　0 級信號：正常

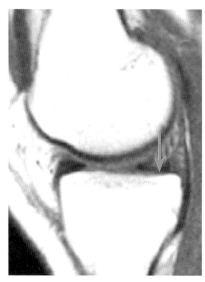

圖3-9　　Ⅰ級信號：有點狀的破壞

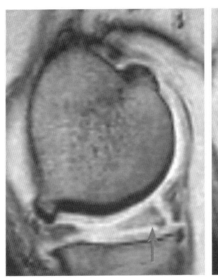 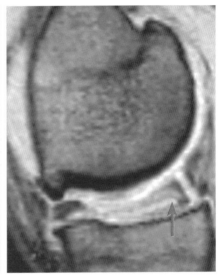

圖3-10　II 級信號：有線狀損傷，但未波及關節面

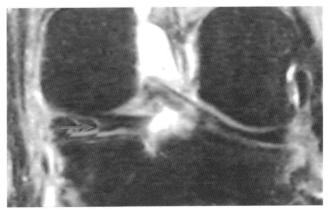

圖3-11　III 級信號：有線狀損傷，並波及關節面

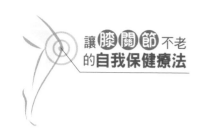

A先生儘管從來沒有受過傷，但長期的蹲位工作給半月板造成很大的擠壓力，並且在蹲位時做較多扭轉的運動，造成了半月板損傷，只有做核磁共振檢查才能反映出半月板損傷的情況，有助醫生做出正確的治療決定。

核磁共振還有助於軟骨損傷及骨壞死早期的診斷。如髕骨軟骨磨損和軟骨下的囊性變病灶、早期股骨內髁壞死，只拍X光片這些都是檢查不出來的。

1.MRI檢查的特點

- 沒有電離輻射。

- 多方位成像（橫斷面、冠狀面、矢狀面和斜面）。

- 解剖結構細節顯示較好。

- 對組織結構的細微病理變化更敏感（如骨髓浸潤、腦水腫）。

- 由信號強度可確定組織的類型（如脂肪、血液和水）。

- 組織對比優於CT。

2.MRI檢查的注意事項

不要濫用MRI，要避免帶有含鐵等順磁性物質的物品進入檢查室，如手錶、金屬項鍊、義齒、金屬紐扣、金屬避孕環等，因為這些帶有順磁性物質的物品，可使圖像中產生大片的無信號偽影，不利於病灶的顯示。

帶有心臟起搏器的患者，嚴禁做核磁共振成像檢查。

體內有金屬彈片存留、術後有銀夾殘留，置入金屬性內固定板、假關節等的患者，做核磁共振成像檢查要持慎重態度，必須檢查時要嚴密觀察，患者如有局部不適，應立即中止檢查，防止彈片、銀夾等在高磁場中移動，以致損傷鄰近大血管和重要組織。

❷ 化驗是怎麼回事？什麼情況下選擇化驗檢查？

　　醫院的化驗就是用物理或化學方法檢查身體的血液、分泌物、排泄物的成分和性質。醫生通過解讀化驗資料，可初步確定患者的病情。例如，血常規檢查發現血紅蛋白含量明顯低於正常範圍，可診斷此人可能患有缺鐵性貧血；白血球計數和C反應蛋白增高、血沉加快則可能為炎症反應等。

實驗室檢查

1.血液檢查

　　一般檢查：血常規、尿常規、C反應蛋白、血沉、生化（肝、腎功能，A/G）、免疫球蛋白、蛋白電泳、補體等。

　　自身抗體：類風濕因數（RF-IgM）、抗環瓜氨酸肽（CCP）抗體、類風濕因數IgG及IgA、抗核周因數、抗角蛋白抗體，以及抗核抗體、抗ENA抗體、抗「O」滴度等。

　　遺傳標記：HLA-B27、HLA-DR4及HLA-DR1亞型。

2.尿液檢查

　　包括尿常規分析、尿液中有形成分檢測（如尿紅血球、白血球等）、蛋白成分定量測定、尿酶測定等。例如尿酸鹽結晶見於痛風患者。

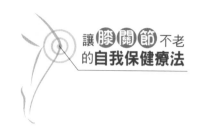

3. 關節液檢查

關節液的檢查包括：關節液培養、類風濕因數檢測、抗CCP抗體檢測、抗核抗體檢測等，並做偏振光檢測鑒別痛風的尿酸鹽結晶。

關節液常規檢測的臨床意義說明如下：

1.白血球總數增加：白血球數>50×109/L，中性粒細胞>0.90，見於感染性炎症疾病，如急性細菌性感染、結核、Reiter綜合症、病毒感染等。白血球數為（3～5）×109/L，中性粒細胞<0.30，見於輕度非感染性炎症疾病，如系統性紅斑狼瘡（SLE）、硬皮病、絨毛結節狀滑膜炎等。白血球數為（12～50）×109/L，中性粒細胞>0.50，見於重度非感染性炎症疾病，如類風濕關節炎、風濕性關節炎、痛風性關節炎。

2.類風濕細胞（RA細胞）：見於類風濕關節炎、痛風及化膿性關節炎等。類風濕關節炎時，關節液RF陽性率可達80%～90%，且在血清陽性之前出現。

3.紅斑狼瘡細胞：見於SLE等。

4.腫瘤細胞：見於骨腫瘤。

5.關節液結晶

尿酸鹽結晶：見於尿酸鹽引起的痛風。

焦磷酸鈣結晶：見於軟骨石灰沉著病。

滑石粉結晶：見於滑石粉引起的慢性關節炎。

類固醇結晶：見於類固醇製劑引起的急性滑膜炎。

膽固醇結晶：見於結核性關節炎、類風濕關節炎。

CH4

您的關節有這樣
的問題嗎？

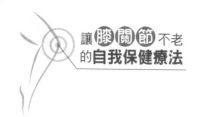
①膝關節疼痛的發病原因

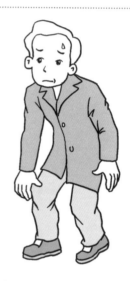

　　根據世界衛生組織統計：50歲以上人群中，骨關節炎的發病率為50％，60歲以上人群中，發病率為80％，致殘率高達53％，是成年人致殘的第一大慢性疾病，也是全球範圍內最常見的疾病之一。

　　隨著人們生活習慣的改變和生活品質的提高，社會老齡化的到來，膝關節骨性關節炎成為影響人們生活品質的主要因素之一。聯合國還把2003～2013年定為骨性關節炎普及的十年，骨性關節炎影響現代人至深，但骨性關節炎是怎樣引起的呢？

　　1.慢性勞損長期姿勢不良（如公車司機，膝關節常常處於屈曲位，容易出現髕股關節的病變），負重用力（如農民，以體力勞動為主，經常肩背臂扛），導致膝關節軟骨因超重而損傷。

　　2.體重的增加和膝關節骨性關節炎的發病成正比，亦是病情

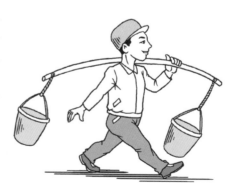

加重的因素（圖4-1）。生物力學研究證實，人體每增加1kg體重，加到膝關節上的負荷為3kg，在上下樓梯時為7kg（圖4-2）。因為人體行走是要交叉步，同時加上剪力的作用，所以肥胖的人膝關節負重更大，更容易引起膝關節軟骨磨損，引起關節疼痛。而疼痛導致患者不願運動，又增加體重，形成惡性循環。

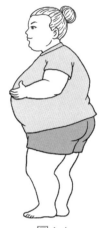

圖4-1

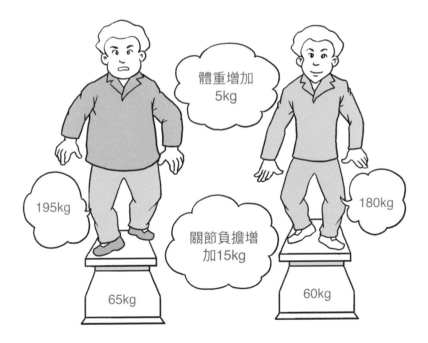

體重增加
5kg

195kg

180kg

關節負擔增加15kg

65kg

60kg

圖4-2

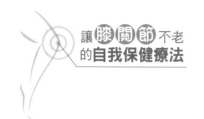

3.現代人生活習慣改變了，由原來的步行為主，變成以車代步（關節失去步行帶來的濡潤）；由原來的平房為主，變成樓上樓下（關節在上下樓梯時負荷增加）（圖4-3）；由過去的營養不良，成為營養過剩（增加負重）；由過去的平底靴變成高跟鞋；由長褲變為短裙（關節過度受寒）（圖4-4）。

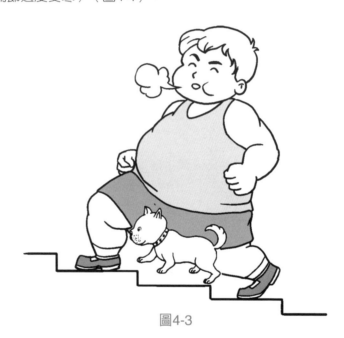

圖4-3

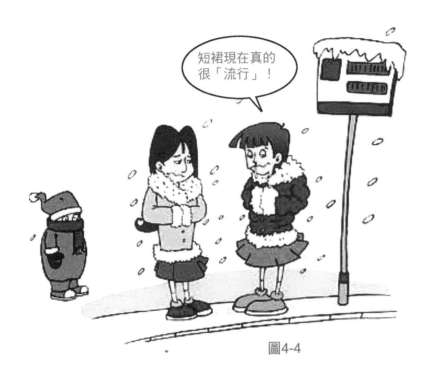

圖4-4

　　4.隨著年齡增加，會發生骨質疏鬆。當軟骨下骨小梁變薄、變僵硬時，其承受壓力的耐受性就減少，就像房子的柱子不結實了，我們得想辦法支撐房子一樣，關節會長出一些多餘的骨質。因此，骨質疏鬆者出現骨性關節炎的機率就增多。

　　5.外傷和力的承受。膝關節損傷，如骨折、軟骨、韌帶的損傷，造成關節正常的結構和功能改變。

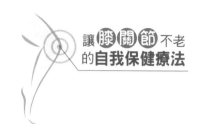
➋ 骨刺是怎麼回事，它是怎樣產生的？

　　隨著年齡的增長，腿部的肌肉變得軟弱，不能很好地穩定關節，使關節產生小的微動，這種異常活動對軟骨造成損傷而出現纖毛變和退化，同時在關節邊緣形成骨刺，即所謂「牽引性骨刺」。由於關節之間有半月板，所以這些骨刺就在股骨和脛骨的邊緣約1mm處水準生長。它預示著膝關節的不穩，常見的象牙狀骨刺就是在關節的邊緣呈弧形生長的，繼發於軟骨的退變（圖4-5）。

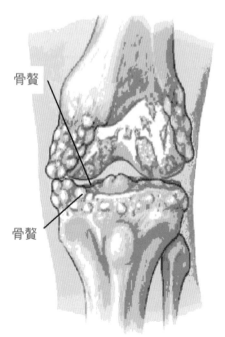

骨贅

骨贅

圖4-5

③ 自我發現骨性關節炎

　　人的關節有非常強大的代償功能，骨性關節炎初期，大多數人沒有典型的症狀，當出現以下症狀的一種時，很可能已經患有骨性關節炎，需要開始關注關節的養護和治療了。

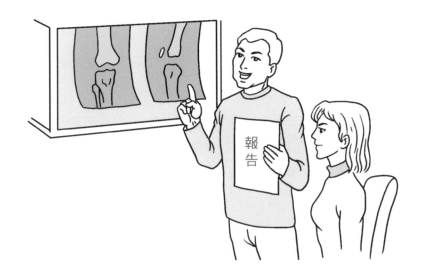

　　1.膝關節酸困不適：僅僅是膝關節前側酸困不適，沒有其他任何症狀伴隨發生，且往往在運動或登山後加劇。酸困不適多可忍耐，在工作學習時往往感覺不到，精神放鬆休息時可有感覺，有時會反復發作，經休息後可自行緩解。找不到壓痛點或酸困點，關節屈伸活動時可有撚發音樣的摩擦感。這時的膝關節已經存在退變了，前面講過因為軟骨沒有神經血管，所以疼痛不明顯，摩擦感主要是因為軟骨面不平整。

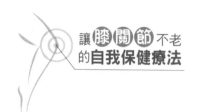
 膝關節常識看這裡

膝關節痛是老化現象

膝關節並不是堅硬的骨與骨之間的連接，在骨與骨連接的表面還覆蓋著有彈性的關節軟骨，對膝關節的健康起著重要作用。骨關節病就是由於關節軟骨減少和磨損而引起的疾病。

2.膝關節腫脹：無明顯誘因（扭傷和外傷史）膝關節腫脹起來，多是先感覺關節屈伸不利，活動一下後好轉，往往在睡覺前或洗澡時發現兩個膝關節大小不一。此時如果注意保暖、外用膏藥，多可自癒，但有反復發作的趨向，多在勞累後或天氣驟冷時復發。

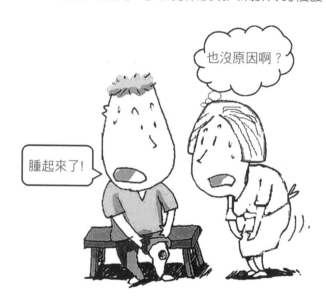

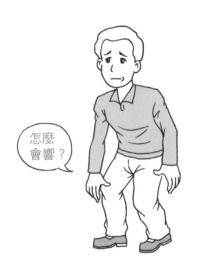

3.膝關節「卡腿」彈響：是一種常見症狀，行走時膝關節突然卡住了，不敢活動，可由各種疾病引起，如損傷的半月板或骨贅掉下來形成游離體，均會出現「卡腿」現象。多發生在一側，當反復晃動關節時，疼痛可緩解。

怎麼會響？

4.膝關節疼痛：膝關節在活動時疼痛，剛開始時以上下樓梯時明顯，漸漸發展到行走時也出現疼痛，初期呈間歇性，繼而發展為持續性疼痛，晚上也疼，影響睡眠。早期主要為膝關節前側疼痛，到中期可蔓延到膝關節內側，後期為全關節疼痛，但是以膝關節後面疼痛為主，即「膝後大筋痛」。

膝關節常識看這裡

當膝關節疼痛和酸困時，多數人都想要休息一下，但對於骨質增生較重的人來講，伸直和屈曲時膝關節都會疼，反而會儘量避開這種動作。可是當膝關節每天沒有最大限度的伸屈活動，漸漸的活動範圍就會減小，這在醫學上叫做活動受限，就是膝關節越來越伸不直，越來越屈不了。帶動膝關節活動的肌肉是股四頭肌，如果因為疼痛就限制膝關節最大限度的伸屈活動，股四頭肌也就隨著萎縮了。隨之而來的是膝關節功能下降，站立、行走、上下樓梯時就會感到非常困難。

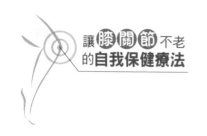
5.關節變形：伴隨著膝關節內側的疼痛，關節也開始出現變形，即俗稱的「O型腿」。再繼續發展，後期不僅僅內側痛，膝關節也伸不直了，呈屈曲畸形，行走呈鴨步，即兩邊晃著走，或要支具和拐杖。

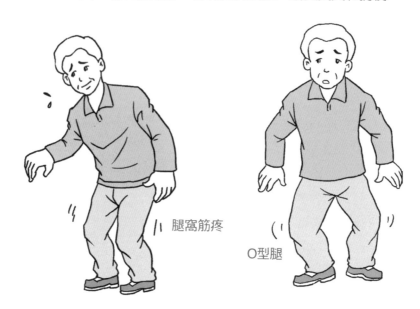

腿窩筋疼

O型腿

④ 膝關節骨性關節炎三部曲

1. 什麼是早期膝關節骨性關節炎？有什麼症狀和表現？怎麼治療？

　　B女士，30歲，在公司上班8年了，工作和生活都很平靜。假期和同事去爬山，可到了下山時卻出現了問題，右膝關節劇烈疼痛，每下一個臺階都感到右膝發軟，用不上力氣，有想跪下來的感覺，好不容易在同事的幫助下下了山。第二天發現右膝關節紅腫，到醫院檢查，拍了右膝關節負重正側位片和髕骨軸位片，X光表現為髕骨與股骨關節間隙變窄，髕骨向外側傾斜（圖4-6），被診斷為膝關節骨性關節炎早期。

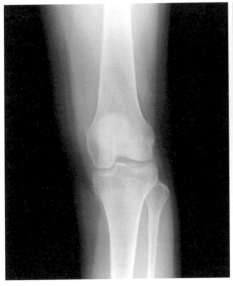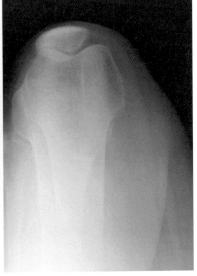

圖4-6

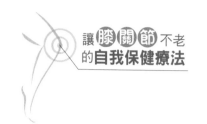

膝關節骨性關節炎早期主要是軟骨纖毛樣變，關節面開始變得粗糙（圖4-7）。臨床症狀為：膝關節前側酸困不適，勞累後加重，主要為上下樓梯或蹲起時疼痛，可伴有彈響、關節腫脹等，關節無明顯畸形及活動受限。

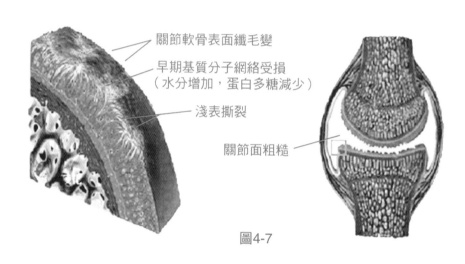

關節軟骨表面纖毛變

早期基質分子網絡受損
（水分增加，蛋白多糖減少）

淺表撕裂

關節面粗糙

圖4-7

醫生說，B女士與20歲時相比，肌肉開始老化，肌力下降，膝關節承受的負擔加重，加上B女士穿著8cm的高跟鞋，加重了髕股關節的應力，這次爬山是加重膝關節負擔的又一次挑戰，所以出現了骨性關節炎的早期症狀。

在醫生的建議下，她服了藥，同時收起了高跟鞋，改穿平底鞋，並配合右下肢肌力鍛煉。這樣持續了3個月，膝關節的症狀就消除了，再穿高跟鞋也沒有覺得不適了，而且減下去了膝關節附近的贅肉，增加了小腿的肌肉，走路更迷人了。從此，B女士就選擇了上班穿高跟鞋，下班穿平底鞋。

2. 什麼是中期膝關節骨性關節炎？有什麼症狀和表現？怎麼治療？

C先生，50歲，從20歲就開始打工賺錢養家，是家裡的經濟支柱，現在一兒一女均有了工作。本該鬆一口氣的他卻發現右膝關節內側疼痛越來越厲害了，出現了一瘸一拐的症狀，實在忍不住了到醫院就診。拍了片子，顯示脛股關節內側間隙變窄（圖4-8）。

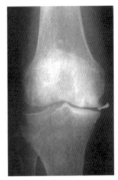

醫生告訴他，這是膝關節骨關節炎的中期了（圖4-9），關節軟骨脫落，脛股關節內側間隙變窄，從正常的6～8mm已經減少到了2mm，內側

圖4-8

壓痛明顯；膝關節由正常的過伸10°變為伸直受限5°；內側半月板已被擠在脛股關節間隙的內側，且變小，變硬了。長期的體力勞動使他

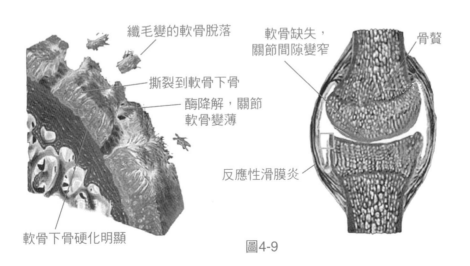

纖毛變的軟骨脫落

軟骨缺失，關節間隙變窄

骨贅

撕裂到軟骨下骨

酶降解，關節軟骨變薄

反應性滑膜炎

軟骨下骨硬化明顯

圖4-9

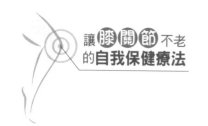

的膝關節受損嚴重，醫生建議他住院保守
治療，但他怕耽誤工作而不願意住院。

　　對於不願住院治療的C先生，醫生給他
算了一筆帳，如果他不住院，那麼5年以後
他就需要做膝關節置換手術，花費5萬元左
右，而這一次手術後的關節只能用15年左
右，等他到了70歲，就需要再次行關節翻
修術，這一次的手術就像翻修房子一樣，
要把上次損壞的關節假體取出來，然後再
換墊和帶上下延長柄的假體（圖4-10）。
而這次的費用就比上次要貴很多，需要大
約10萬元左右。不說做兩次手術受苦受
罪，單單花費就不是一個小數目。

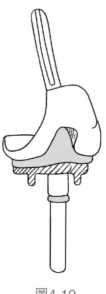

圖4-10

　　如果C先生選擇住院採保守治療，可有效緩解疼痛和改善膝關節
的功能，更重要的是，C先生能掌握一套膝關節養護的方法，如果C先
生能堅持復健和治療，就可以有效延緩骨性關節炎的發展進程。等到
了60歲再接受膝關節置換手術，可以一直用到80歲左右，就不用二次
置換了，等於省了一大筆費用。

　　C先生接受了醫生的建議，開始住院治療，一周後疼痛明顯緩
解，患肢也恢復到了正常的伸直狀態，再沒有出現一瘸一拐的情形。
由於年齡漸大、兒女均已獨立生活，他也不再從事體力勞動，並且堅
持每天進行膝關節功能復健。

　　兩年後，C先生到醫院複查，右膝關節炎沒有明顯發展，使他真
正感受到保守治療的好處。

3.什麼是晚期膝關節骨性關節炎？有什麼症狀和表現？怎麼治療？

　　70歲的D奶奶最近挺煩惱的，她的雙膝關節疼痛有十餘年了，以前還能拄著拐杖勉強去買菜，現在因為膝關節疼痛，不僅不能走路，連站著做飯都堅持不住了，吃止痛藥也無效，更別說和鄰居的婆婆媽媽們一起散步聊天了。在孩子們的堅持下，D奶奶只好到醫院看了醫生，醫生的診斷讓她嚇了一跳，原來她是雙膝骨性關節炎晚期（圖4-11），關節軟骨大量剝脫，已經是骨頭對骨頭的摩擦了。X光片上可以看到髕股、脛股內外側關節間隙均變得很窄，內側間隙消失，骨質硬化，有大量骨贅形成，膝關節變形呈「O」型（圖4-12）。這就需要做膝關節表面置換術了，D奶奶聽了是既害怕又猶豫。

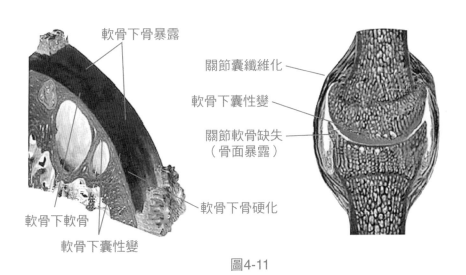

軟骨下骨暴露

關節囊纖維化

軟骨下囊性變

關節軟骨缺失
（骨面暴露）

軟骨下軟骨

軟骨下囊性變

軟骨下骨硬化

圖4-11

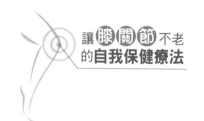
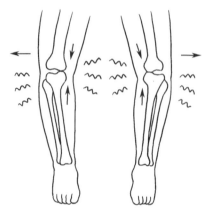

圖4-12 膝關節變形呈「O」型

　　醫生告訴她，人工膝關節表面置換術並不可怕，手術過程只需要
1個小時左右，就像削蘋果一樣，把硬化的骨質和增生的骨贅去除，再
如鑲牙一樣，把做好的合金假體套上（圖4-13，圖4-14）。術後用鎮
痛泵止痛，第三天就可以推著小扶車上廁所了，減少了在床上大小便
的不便。

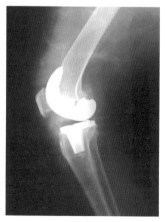

圖4-13

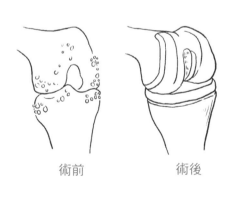

術前　　　　　　　術後

圖4-14

　　像D奶奶這樣的患者，如果不接受手術治療，不是繼續走路時不慎摔倒致骨折臥床，就是坐輪椅生活，心臟功能易於退化，且易患老年癡呆症，一旦生活不能自理，就需要兒女的陪伴或請看護工照顧，增加了兒女和家庭的負擔。

　　D奶奶最終選擇了手術治療，她驚奇地發現，手術並不像她想像的那樣痛，而且第二天下床時腿也變直了，告別了「O」型腿。在醫院裡，她能自己推著小車上廁所，不用旁人攙扶。現在的D奶奶腿腳非常利便，已經成了外出旅遊的發燒友，前幾天還高興地說，她爬山時一口氣爬上了一百多個臺階。

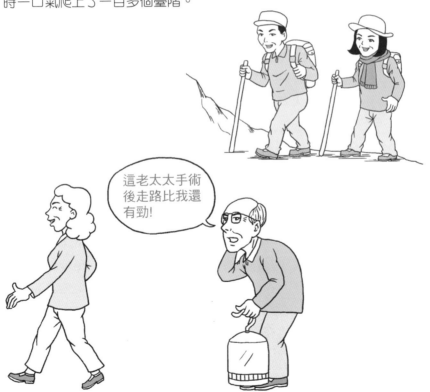

這老太太手術後走路比我還有勁!

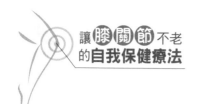

 膝關節常識看這裡

人工膝關節表面置換術的優點

人工膝關節表面置換術是骨性關節炎晚期治療的最終方法，也是改善關節症狀，恢復關節功能最有效的方法。20世紀70年代就已經在歐美實施，其優點為：

1. 提高生活品質：膝關節疼痛並不像心臟病那樣，會給人帶來生命危險，但是因膝關節疼痛而不能從事日常生活、工作，使人的心情鬱悶、煩惱，從而較少運動，使心臟缺乏鍛煉，人際關係淡漠。

2. 減輕社會負擔：如果家裡有老年人腿腳不便，那就增加了摔倒的危險，每年因摔倒致股骨骨折而被迫行髖關節置換的老年人不知凡幾。如果不做膝關節置換，又有多少老年人要在輪椅上生活呢？

曾有一位左側肢體偏癱的老人，右下肢是嚴重的膝關節骨性關節炎，無法行走的她只能在輪椅上生活。可是因為只坐不運動，她的體重由原來的60kg迅速增長到80kg，退休在家的兒子因將她從輪椅上拖上拖下而得了腰椎間盤突出症。她是自己堅持到醫院做人工膝關節置換術的，手術後可以使用手杖站起來，不僅不需要照顧，還能做一些力所能及的事。兩年後她來複查，因為右膝關節能負重了，她帶著手杖復健的左腿也能用點力走路了，左手也恢復正常，跟兩年前在輪椅上的她相比，瘦了10kg，笑容回到了她臉上。

CH5

治療膝關節疼痛的運動療法

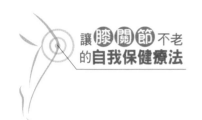

① 運動療法的目的

　　隨著骨質增生或骨性關節炎這個病名被大家所關注，確診本病的人越來越多，但不治療的人也很多。膝關節痛是有差別的，「有時疼痛，但休息後好轉」者占多數。如果受「人老腿先老」的俗話影響，許多人就認為自己是年紀大了而出現膝關節痛，沒辦法了，而不採取積極的治療措施。膝關節骨質增生不單純是年老退化，更不要認為骨質增生無法治療而不去治療。如果靠忍耐或止痛藥來抵抗疼痛，那就大錯特錯了。

　　膝關節炎患者急性發作，適當休息是必需的。但對於骨質增生較重的人來講，因為伸直和屈曲時膝關節都會疼，就會儘量避開這種動作。長時間避開最大限度屈伸活動的話，膝關節的活動範圍就會漸漸

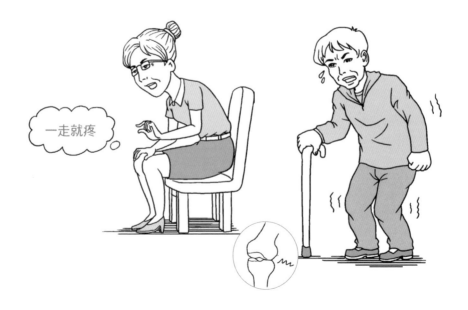

一走就疼

減小，這在醫學上叫做活動受限，導致膝關節越來越伸不直，越來越屈不了。為了防止膝關節僵硬，即使膝關節疼痛也應適當復健，這就是運動療法。

　　首先明確治療的目的，是通過適度加強肌肉鍛鍊，讓肌肉來穩定關節，減少膝關節疼痛，延緩骨性關節炎發展，而達到重返運動的目的。

　　對於膝關節骨性關節炎患者來說，最大的苦惱就是因為膝關節疼痛或腫脹導致行走、坐下站起、奔跑、上下樓梯等動作不能完成，繼而因為膝關節疼痛而不能進行登山、旅遊或打高爾夫球等運動。這樣一來，股四頭肌萎縮，導致骨性關節炎逐漸加重。

　　對於照護膝關節來講，首先是從肌肉著手，當然，不是讓患者去登山、滑雪或者打球，而是：

　　1.增加肌肉的力量。

　　2.養成散步和騎自行車的習慣。

　　3.膝關節的極度屈伸（即每天最大限度地伸直和屈曲膝關節）。

　　4.在日常生活中減輕膝關節的負擔。

　　這些運動方法的目的都是在適當地運動關節，使關節軟骨得到濡養，而提高自癒能力。

② 治療膝關節疼痛的3個運動方法

1. 運動原則

功能運動講究四個原則，即適度、堅持、漸進、科學的原則，合理正確的運動才能起到良好的治療作用，盲目運動反而會有反效果。

1.適度：運動應該適量，並且要時刻注意膝關節應在不負重或輕度負重下進行活動。運動的時間以半小時、膝關節不感到酸困為度。門診經常會見到一些患者，每天走2個小時，結果好好的膝關節反而開始出現疼痛。

2.堅持：應堅持每天運動，少量多次，每次堅持15～30分鐘，每日3～5次，以剛剛感到疲勞為度。

3.漸進：運動量應循序漸進，逐漸增加，不可一次性過勞而大量出汗，避免風寒、感冒。

4.科學：應在醫生的指導下進行科學的運動，不能盲目跟從他人進行。

膝關節常識看這裡

運動療法增強股四頭肌的肌力因人而異。但是，要出現效果最少也需要1個月時間，不是今天開始運動，明天疼痛就消失。堅持就是勝利，要對運動療法充滿信心，每天堅持下去，疼痛一定會減輕。

2. 鍛鍊股四頭肌

　　骨與肌肉之間由堅強的肌腱相連，如果肌肉有力量，那麼關節就能自由運動；如果肌肉收縮力減弱，帶動關節運動就困難了。為什麼這樣講呢？從生物力學角度來看，人體在行走時，骨骼只承受30％的力量，而70％的力量是靠肌肉的收縮來完成的，膝關節也是這樣。股四頭肌由內側肌、外側肌、股直肌和股中間肌四塊肌肉組成，這四塊肌肉通過髕韌帶附著在脛骨結節（圖5-1）。

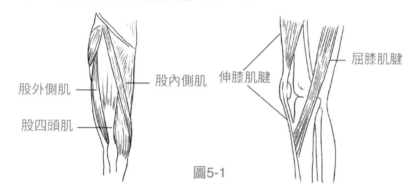

股外側肌　　　　股內側肌　　　伸膝肌腱　　　屈膝肌腱

股四頭肌

圖5-1

　　膝關節的穩定主要靠這塊肌肉來維持，行走的時候就可以正常運作，如果股四頭肌無力，就會出現打軟腿的症狀，容易發生或加重關節軟骨的損傷。隨之而來的是膝關節功能下降，站立、行走、上下樓梯時就會感到非常困難。

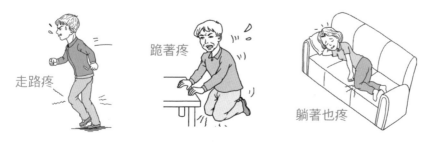

走路疼　　　　　跪著疼　　　　　　躺著也疼

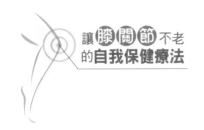

鍛煉的目的

　　運動療法的核心目的在增強股四頭肌肌力，有效避免肌肉萎縮，增強肌肉力量，防止關節僵硬，擴大關節活動範圍。

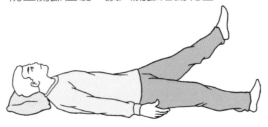

鍛煉的方法

　　1.股四頭肌收縮：患者採臥位或坐位，患側膝關節屈曲，在膝關節下放一個軟枕頭，用力向下壓膝關節，使患側股四頭肌做等長收縮，也就是大腿上面的肌肉用力收縮。每次堅持5～10秒，如此反復進行（圖5-2）。

　　患者採坐位，患膝水平伸直，踝關節最大程度拉伸，足跟用力向下蹬，膝關節和大腿固定，堅持10秒後休息3～5秒，如此反復進行，每次20下。如果膝關節伸直受限，開始時可不完全伸直。

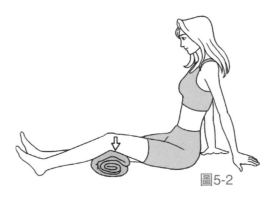

圖5-2

膝關節常識看這裡

　　股四頭肌的肌力鍛煉增加了關節周圍和關節囊的血運，也能起到減輕疼痛的效果，但這些方法不能有立竿見影的效果，因此堅持是最重要的。

　　2.直腿抬高訓練：將腳尖勾直，儘量伸直膝關節，緩慢、勻速抬高，約35°左右，在空中穩定5～10秒，緩慢放下，每天3次，一次15～30下。後期還可在小腿遠端綁沙袋增加負重練習（圖5-3）。健側臥位患肢的直腿抬高是禁忌的，因為此訓練加強了股外側肌的肌力，加劇了股外側肌與股內側肌斜行纖維的失衡，從而會加重患膝疼痛。

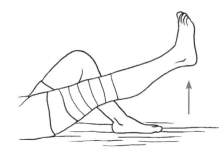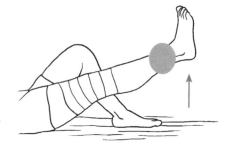

圖5-3

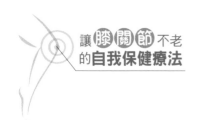

3. 終末伸膝鍛煉：在屈膝小於30°的範圍內對抗重力做伸膝鍛煉，鍛煉時可在膝下墊一枕頭，保持屈膝約30°，而後使足跟抬高離開床面，直至患膝伸直，循環往復進行（圖5-4）。

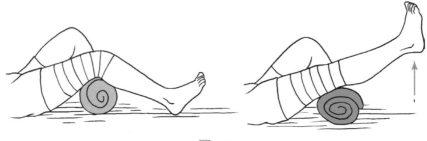

圖5-4

膝關節常識看這裡

　　對於骨性關節炎的治療，每天都看醫生也不能治好。最主要的在於患者本身，功能運動是治療的根本。如果患者每天堅持運動鍛煉，兩周後肯定會有效果。對患處的熱療和冷療也能緩解疼痛，並且還能控制滑膜炎的發展，這些方法都是可以自行使用的。對於膝關節疼痛的治療，選擇適合自己的運動方法和物理療法是非常重要的。

膝關節的觀察方法

養成平時就注意觀察膝關節狀態的習慣非常重要。膝關節骨性關節炎並不是一開始就很重，而是慢慢進展的，所以要常常觀察膝關節的狀態。

觀察膝關節的要點，就是要極度地屈曲膝關節（比如下蹲）和過伸膝關節（比如立正），同時雙側膝關節對比，看股四頭肌是否有萎縮的情形。平時注意觀察，可以發現膝關節微小的變化，方法如下：

膝關節屈曲和伸直狀態的觀察方法：坐在床上，伸直膝關節時，膝關節能貼著床面就可以；屈曲膝關節時，能輕鬆地將臀部放在腳上就可以（圖5-5）。坐在椅子上兩手向下壓膝關節，還能過伸10°左右就可以（圖5-6）。

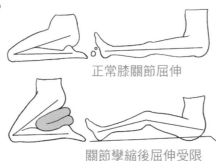

正常膝關節屈伸

關節攣縮後屈伸受限　　　圖5-5

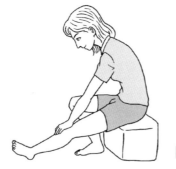

圖5-6

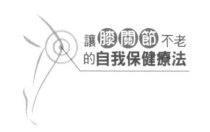

　　股四頭肌的觀察方法：坐在床上，將下肢伸直，然後用力抬膝關節，抬到與床成30°的角度，觀察股四頭肌是否萎縮，同時用手觸摸，感受股四頭肌的堅硬度，並雙側對比。

3. 膝關節柔韌度訓練

　　膝關節柔韌度訓練的目的是通過柔韌訓練，增強膝關節韌帶和肌肉的伸展能力，加大膝關節活動範圍，增強身體的柔韌性。柔韌性不好不要怕，有一點可以肯定的是，每個人都能夠拉開的，很多老年人60多歲後練太極拳，最後也拉得很好。

　　等速訓練

　　每天堅持騎自行車半小時，是很好的訓練方法，能夠訓練膝關節的穩定性，增加其柔韌度。

　　柔韌性訓練

　　1.仰臥位，一條腿向上抬高30°，堅持10秒後放下，一次20下。

　　2.俯臥位，一條腿向上抬高30°，堅持10秒後放下，一次20下。

　　3.仰臥位，雙膝中間夾一個枕頭，用力夾10秒後放下，一次20下。

　　4.側臥位，一條腿向上抬高30°，堅持10秒後放下，一次20下。

4. 膝關節最喜歡的運動方法

　　對膝關節來說，它最喜歡的運動是什麼？

　　答案是：散步、游泳、騎自行車、慢節奏的跳舞等。這些運動能提高人體下肢的功能，增強心肺能力，促進體內脂肪的消耗，配合飲食控制，可促使體重減輕，從而有效預防骨關節炎發生。

■ 散步

　　前文講過，人的關節主要是靠關節軟骨來傳遞壓力和承擔關節活動時的摩擦。關節軟骨內沒有血管提供血液，供給營養，其營養來源於關節液。正常情況下，關節液很少，而軟骨有高的彈性，當關節活動和承受壓力時，軟骨隨著受到壓力的大小不同而被壓扁或彈起，像海綿被擠壓一樣，不斷吸收關節液的營養成分，維持軟骨的正常代謝（圖5-7）。散步就是最好的軸壓，正確的散步姿勢能夠提供給軟骨正常的軸壓，有利於維持軟骨的正常代謝。

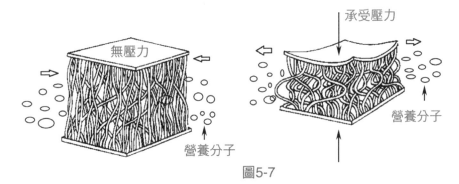

圖5-7

　散步的優點

1.改變彎腰駝背的壞習慣。

2.使手臂線條更優美。

3.消除小腹贅肉。

4.塑造緊致腰線。

5.柔化腿部和腳踝的線條。

6.消除便秘。

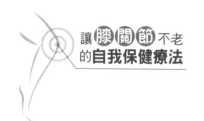

以散步為代表的有氧運動，與其他運動相比，脂肪燃燒效果更好，對於工作忙碌的人來說，通勤時在目的地的前一站下車步行到公司，是很好的方法，儘量別失去步行的機會吧！不必集中到週末再運動，每天都可利用一點時間步行。

運動類別與能量消耗

表5-1：運動類別與能量消耗表

輕度運動	消耗能量（千卡）	劇烈運動	消耗能量（千卡）
散步（慢速）	45	網球	180
散步（中速）	65	滑雪（滑降）	180
散步（快速）	105	慢跑（120m/分）	180
槌球	60	登山	180
保齡球	75	羽毛球	180
自行車（普通速度）	80	跳繩（60～70次/分）	240
高爾夫球	90	游泳（蛙泳）	300
自行車（10km/h）	100	跑步（200m/分）	360
健身操	105	游泳（自由式）	600

注：每30分鐘的能量消耗量，以體重60kg的男性為例

散步前的準備

1.能穩定踝關節的鞋子。

2.服裝和攜帶品。

3.適宜運動的運動服或運動衫。

4.夏天戴上帽子以防中暑，冬天準備好防寒用的圍巾和外套。

5.帶好水和擦汗的毛巾。

6.帶上外出購物時需要的背包。

7.帶上計步器，以便計算大致運動量。

8.帶上手機，便於身體狀況不好時立即聯繫家人或醫院。

再強調一下，運動時雙腳均應腳跟先著地（因為腳尖先著地容易使膝蓋受傷），重心迅速移至腳底，用力踩向地面然後蹬出，同時另一腳的腳尖也要蹬地。

正確的走路姿勢

行走時，保持耳、肩、腳跟呈一條直線，以適宜自己的步伐頻率保持身體平衡勻稱向前行走。以腳跟著地，緩解衝擊力度，身體重心從腳掌內側移到腳趾根部，最後腳掌用力蹬地，邁步時腳尖最後離地（圖5-8）。選擇鞋跟堅硬並稍高，腳尖處寬鬆，便於運動的鞋子，運動時間每次20～30分鐘為宜。

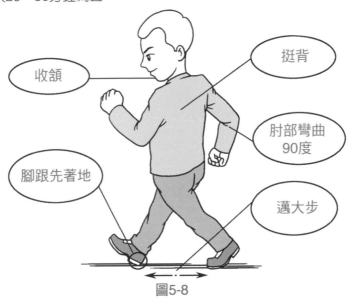

收頷

挺背

肘部彎曲90度

腳跟先著地

邁大步

圖5-8

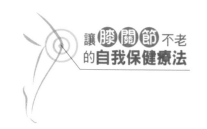

散步後的養護

1.防止感冒,運動結束要立即漱口和洗手。

2.伸展運動加小腿、腳部的按摩,放鬆肌肉,不使運動產生的疲勞影響到之後的狀態,次日的護理也很重要。

3.補充足夠的養分。

正走與倒走的區別

散步的時候,有人常常臉向前走,俗稱正走,而臉向後走,稱為倒走。專家提醒,正走時最好沿著一條直線走,像模特兒走台步時採交叉步一樣,這樣可以訓練小腦和肌肉的平衡能力,防止衰老與摔倒。小腦的主要功能是維持身體的步態平衡,而年紀較大的人小腦容易老化,出現步履蹣跚。

倒走比正走的耗氧量高31%,心率快15%,倒走可增強大腿後群肌肉和腰背部肌群的力量,因此還可治療腰痛。倒走同時有保健小腦的作用,有利於提高身體靈活性和協調性。倒走應選擇開闊而平坦的場所,步伐應控制在每分鐘45~60步。

選擇適合自己的散步方法

患了骨性關節炎後,一般人會這樣想:膝關節軟骨已經過度磨損了,是否要儘量減少活動來保護膝關節呢?答案是否定的,如果因為膝關節骨質增生而不行走,下肢的肌力會下降,就使膝關節更不穩定,造成惡性循環。

過度運動的確會使膝關節負擔過重,而加快骨性關節炎的進展,但運動多少是過度呢?這是因人而異的。對於每天都行走的人來講,

每天走8千步談不上過度運動，就是每天行走1萬步也沒有大問題。但是對每天只能走4千步的人來講，顯然每天走8千步就有些吃力了。所以，每天行走多少，應根據每個人膝關節的情況而決定。

治療膝關節疼痛，最基本的原則是沒有疼痛的行走，如果每天行走8千步會出現疼痛，那麼就分早晚兩次，一次4千步，在出現疼痛前就停止行走。忍著疼痛，堅持運動，會加速骨性關節炎的發展，應注意避免。

膝關節常識看這裡

散步時步伐不宜過快或過慢、不要穿拖鞋、不要歪著身體走路，並以次日不出現關節的疲勞和疼痛為適宜。

鞋子應較寬 鞋帶要繫緊

選擇綁鞋帶的鞋子，
便於鞋帶鬆緊

透氣性要好

鞋尖要寬大，
不要壓迫足尖

最好選擇有足弓的鞋

鞋底應較厚並且柔軟

鞋子的大小應合適，
腳趾前面應有少許空間

應選擇防滑的橡膠底

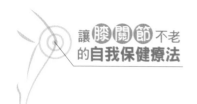

■ 游泳

　　游泳時身體漂浮在水中，關節不承受體重，所受負荷最小；且游泳的動作又能保證關節活動並訓練肌肉力量，因此非常適合老年膝關節炎患者。如果條件允許，建議每週堅持游2～3次，每次不要超過1小時，中速即可。

■ 騎自行車

　　騎自行車也能很好地活動膝關節，負荷又不重。該注意的是速度要慢，車上不要載重，每天騎車時間不應該超過1小時，可以騎走結合，充分活動全身關節。

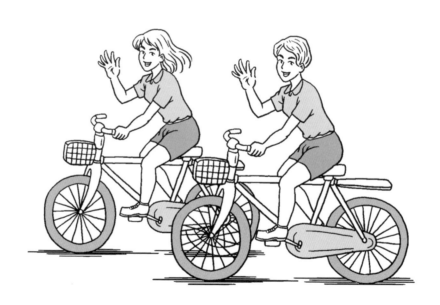

CH6

膝關節骨性關節炎
的相關疾病

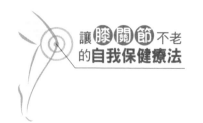

① 活動彈響——半月板損傷

D先生，40歲，從事鋪地磚工作十幾年。近來他的右膝關節不太舒服，總是在蹲下和起立的時候有彈響，有時候還有卡住的感覺。他自己看看右膝關節，不活動也不疼，但內側有壓痛。於是他找時間去看了醫生，醫生建議他做核磁共振檢查，這是為什麼呢？

因為D先生是典型的右膝關節內側半月板損傷。半月板損傷有什麼症狀呢？半月板損傷的主要症狀是在蹲下或起立時膝關節有彈響，走路和下蹲時間長了關節會痛，有時有卡住（嵌頓）的症狀，但是晃晃腿活動一下就好了。膝關節可以承受大量的屈伸運動，但抗扭轉的能力較差。D先生長期蹲位工作，長時間把半月板擠壓在脛骨和股骨之間，且反覆過度扭轉膝關節，導致半月板損傷。

經過核磁共振檢查，D先生確診為右膝關節半月板損傷，並且是Ⅲ級信號（圖6-1），像這種情況只有進行關節鏡手術。D先生不願意手術，因為他聽說關節鏡手術將半月板切除後，關節失去了半月板的緩衝和減少摩擦的作用，軟骨與軟骨之間接觸了，會引起骨性關節炎。他想，能不能將損傷的半月板縫合起來呢？

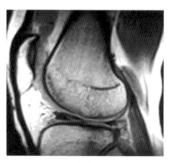

圖6-1

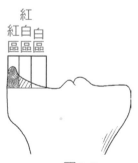

圖6-2

　　醫生告訴他，半月板的血供分為紅區、紅白區和白區（圖6-2），如果損傷在紅區，可以縫合；在紅白區，縫合的效果較差，再撕裂的可能性較大；在白區，因為沒有血供，就沒有縫合的可能。D先生的半月板損傷在紅白區和白區之間，所以沒有縫合的意義。

　　但是切除半月板後不是更不好嗎？D先生仍然懷疑。醫生告訴他，他的半月板只是壞了一個內側的邊緣（圖6-3），經過修整，只是切除一小部分，仍保留著大部分（圖6-4），日常生活工作沒有問題。如果不做手術，已損傷的半月板不僅不會癒合，損傷程度反而會越來越重，就像衣服上破一個洞一樣，如果不縫合會越破越大，同時在反復地嵌頓和絞鎖過程中會損傷軟骨，因此要儘早接受手術。D先生接受了醫生的建議，同意手術，並在以後蹲位工作時加了一個小板凳，盡可能坐在小板凳上工作。

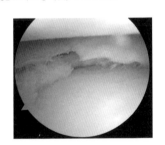

圖6-3

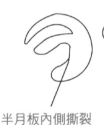

半月板內側撕裂　　　切除損傷後的半月板

圖6-4

膝關節常識看這裡

　　一旦出現半月板損傷，應減少患肢的活動，避免膝關節的突然扭轉、伸曲動作。

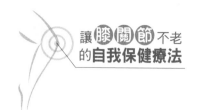

② 走路卡腿──膝關節游離體

　　B奶奶，70歲，腿疼有四、五年了。因為
腿疼，她常上醫院，每次都是吃點藥、貼貼膏
藥就緩解了。但這次不行了，她走著走著腿就
軟了，摔了一跤，嚇得她只好在家人的攙扶下
到醫院，醫生一看，告訴她這是骨性關節炎合
併游離體。B奶奶納悶了，我也沒受傷，就摔

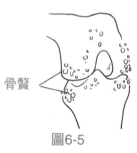

骨贅

圖6-5

了一跤，怎麼會有一個骨塊掉在膝關節腔裡呢？醫生告訴她，這個骨
塊是增生的骨贅掉下來的。因為骨性關節炎導致骨質磨損，而骨贅就
是長在關節邊緣的增生物（圖6-5）。

　　關節腔內的游離體又叫關節鼠，就像關節腔裡有一隻小老鼠在
裡面跑來跑去（圖6-6、圖6-7）。膝關節游離體的主要症狀，就是走
著走著膝關節上下兩骨之間突然被卡住，沒辦法走了，要反復晃動幾
下關節，讓卡住的小骨塊滑出來才能繼續走，這時就需要行關節鏡手
術，將游離體取出來。如同鞋裡進了一個小石子，不知道什麼時候它
就會硌著腳，只有把它取出來才能安心走路。

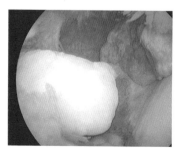

圖6-6 關節鏡下看到的游離體

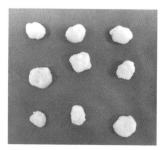

圖6-7 手術取出的游離體

③ 腿窩大包──膝關節囊腫

　　張奶奶患骨性關節炎很多年了，一直腿疼，口服藥物後症狀緩解也不明顯。一個月前張奶奶發現在膝關節處出現一個大包，按著軟軟的，有點疼，張奶奶沒管它，可是它越來越大，也越來越疼，膝關節活動也不方便了。這是怎麼回事呢？張奶奶到了醫院，經過檢查，醫生告訴她這是膝關節囊腫。

　　膝關節腔的形狀就像個大口袋，如果有積液，首先分佈在髕骨的周圍和髕骨的上面，然後是膝關節內側和外側，但如果積液特別多，就會滲到膝關節後側，就像大河水滿淹過大堤，在大堤外形成一個小水池。膝關節囊腫就是膝關節積液太多，在關節後形成的一個小口袋（圖6-8）。

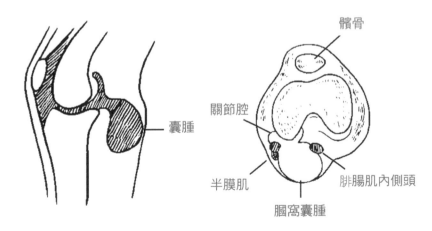

圖6-8

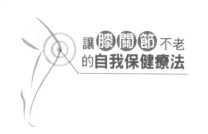

　　膝關節囊腫多發生於兒童與老年人。兒童發病為先天因素,兩側對稱;老年人發病則多與膝關節病變和增生性關節炎有關,多表現為膝關節軟弱無力、關節後部疼痛等。囊腫較大時會妨礙膝關節的伸屈活動,甚至可影響膝關節的靜脈回流,出現局部或膝關節以下部位水腫。囊腫長大到一定程度時,膝關節屈伸活動會受到限制。

　　檢查時在膝關節部可觸及有彈性的波動性腫物,表面光滑,質地較軟,壓痛不明顯,與皮膚或其他組織不粘連。

　　膝關節囊腫患者很多合併膝關節骨性關節炎、軟骨損傷、游離體等,應注意對症治療。中醫傳統膏藥外治、中藥熏洗有一定的緩解作用;穿刺抽吸不能解決根本問題,復發率較高;保守治療無效時應手術切除。

❹ 膝關節的壞蘋果——膝關節骨壞死

杜女士最近因膝關節疼痛到醫院檢查，拍了X光片也沒發現什麼骨質異常，醫生建議她做核磁共振再進一步檢查，結果竟然是股骨內髁壞死（圖6-9）。杜女士不解了，怎麼會骨壞死呢？

膝關節骨壞死是指構成膝關節的骨性結構（股骨內、外髁，脛骨平臺和髕骨）發生的壞死，就像我們平時吃的蘋果內部發生了壞爛。

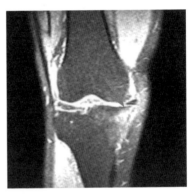

圖6-9
箭頭所示為脛骨內側平台壞死

外傷、高脂血症、慢性酒精中毒、骨營養不良、使用激素類藥物等多種原因，均可造成血管阻塞，骨組織缺乏營養，骨細胞逐漸發生壞死，使骨組織的內部結構發生改變。

壞死的部位會出現疼痛，由於膝關節負重力線位於內側，因此關節內側疼痛比較多見，行走、體力勞動等關節負重時疼痛加重，夜間和上樓梯時更甚。早期選擇核磁共振檢查，骨髓病變檢查可靠性達到99%，可以明確骨壞死的範圍。如果不及時治療，壞死的部分會越來越大，若骨質已塌陷變形，治療就比較困難了。

鑒別診斷

1.剝脫性骨軟骨炎：多見於青年男性，症狀不明顯，發病緩慢，如果不穩定軟骨片突然剝離，會有急性疼痛和關節絞鎖。

2.原發性骨關節炎：影像學變化首先表現在關節線，軟骨首先受

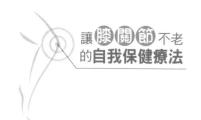

累，骨質繼發性改變。

3.半月板撕裂：MRI檢查可以明確。

4.鵝足滑囊炎：脛骨近端內側可見腫脹和增厚的滑囊，局部注射利多卡因有助於診斷。

5.膝關節短暫性骨壞死和骨擦傷：自限性疾病，6個月內可恢復正常，通過MRI可鑒別。

治療

1.手術治療

● 關節鏡下關節清理術：用於診斷骨壞死和去除關節軟骨片段。

● 同種異體骨軟骨移植。

● 高位脛骨截骨術：當合併膝關節內側間室塌陷造成的對線向內側偏移時，可考慮此種治療方法。

● 髓心減壓：可延緩病程進展，緩解骨壞死早期急性疼痛。

● 單髁和全膝關節置換術。

2.保守治療：中醫治療骨壞死以疏通骨中絡脈為治法，應用透達骨絡的中藥內服、外敷，另可給予牽引、中藥薰蒸等，能從根本上改變壞死骨質的血運狀態，再適當配合益腎中藥，能刺激成骨細胞和破骨細胞活躍，促使死骨吸收和新骨生長，從而較快消除患者疼痛、跛行等症狀，改善其功能，促進早日康復。

3.日常護理：在治療期間首先要做到不讓患者負重，站立時要使用雙拐，不能搬重物。其次，在飲食方面應以含鈣質、蛋白質、維生素豐富的食物為主；切忌刺激性食物及飲酒。另外，還應注意防潮濕、防風，要注意保暖。禁喝白酒，禁服激素類藥物。

❺ 膝關節腫脹──膝關節滑膜炎

　　A先生，60歲，酷愛攝影和旅遊，但出門去爬了幾天山，左膝關節就腫了起來，忍著爬了幾天，右膝關節也跟著腫了起來，走路一瘸一拐的。A先生到醫院拍完X光片後，醫生告訴他是骨性關節炎合併滑膜炎。A先生問，為什麼會得滑膜炎呢？

　　醫生告訴他，關節液通常由滑膜分泌和吸收，並保持著一定的量和生化平衡，但是在關節軟骨退變或損傷時，破壞的軟骨細胞分解出有害物質，刺激滑膜，引起滑膜炎，導致關節腔內的代謝物質滲出，使關節液的代謝失常，以致發生關節水腫。

膝關節常識看這裡

　　關節液不僅能排出有害物質，還含有大量分解有害物質的各種酶和清除有害物質的淋巴細胞、白血球等。隨著炎症的加重，滑膜吸收關節液的功能消失，還會滲出炎症物質刺激關節軟骨。

　　其實A先生在兩三年前就有早期骨性關節炎的症狀了，表現為上下樓梯疼痛，但那時他沒有在意。退休後從原來的不怎麼活動，到現在的突然增加運動量，而且是脛股關節承受壓力較大的爬山運動，這樣就加重了膝關節的負擔，刺激滑膜組織產生了大量的關節液，導致膝關節腫脹。

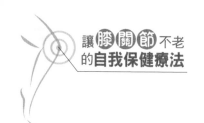

　　從生物力學角度看，走平地時膝關節負重是體重的2～3倍，但是上下樓時就不同了，因關節剪力的作用，髖股關節的壓力是體重的5～7倍。所以對於A先生來說，他首先要做的是進行腿部的肌肉訓練和骨性關節炎的治療，做好準備後再進行爬山等劇烈運動。

　　醫生建議他用中醫保守治療，一般薰洗治療3天後疼痛會緩解，1周後腫脹就消失了。急性滑膜炎若不予以治療，3個月後會轉為慢性滑膜炎，治療起來就比較麻煩了。平時會有膝關節少量積液，勞累後就會加重。超過3個月，就失去了保守治療的最佳時機，只能進行手術治療了。

膝關節常識看這裡

　　一般在骨性關節炎的早期多合併滑膜炎，在中期如果疼痛加劇，急性發作時也可能合併滑膜炎，膝關節會感到沉、困、無力、鈍痛。

滑膜炎怎麼鑑別？

　　膝關節一旦腫脹起來就會帶來很多不便，到廁所不能下蹲，穿襪子摸不到腳，白天好一點，夜裡酸脹不適，影響睡眠。但是滑膜炎有幾種？怎樣鑑別？我們按著發病比例的順序來講一下。

　　1.骨性關節炎合併滑膜炎：有膝關節疼痛病史，多在勞累後發作，發作緩慢，無全身發熱。關節液顏色稍發黃或清亮透明。化驗檢查血沉可稍快，在20～40mm/h之間，但C反應蛋白不高。X光可只有

骨質增生改變。

2.類風濕關節炎合併滑膜炎：有膝關節疼痛病史，無明顯誘因，發病後反覆發作，遷延不癒，多累及2～3個關節，晨僵多持續2小時以上，伴有發熱，體溫在37～38℃之間。關節液濃稠，淡黃色，不透明。化驗檢查血沉增快，C反應蛋白升高。X光檢查骨質增生不明顯，但是關節間隙變窄，有骨質疏鬆和囊性變，合併HLA-B27陽性者，骶髂關節X光可見關節間隙明顯變窄或消失。

3.外傷性滑膜炎：急性滑膜炎多有創傷性因素存在。急性創傷性滑膜炎是損傷後以出血為主症的疾患。關節血腫一般是在傷後即時或傷後1～2小時內發生，膝及小腿部有廣泛的瘀斑。觸診時皮膚或腫脹處有緊張感。

慢性滑膜炎一般由急性創傷性滑膜炎失治轉化而成，或由其他慢性勞損導致滑膜的炎症滲出、關節積液，臨床上多見於老年人、體質多濕者，或伴有膝內翻、膝外翻或其他膝部畸形的患者，或有膝關節骨質增生症者等。症狀多表現為兩腿沉重不適，膝部伸屈困難，但被動運動均無明顯障礙，疼痛不劇烈，局部不紅不熱。

4.色素絨毛結節性滑膜炎（圖6-10）：多發於40歲左右，無明顯誘因，關節突然發病腫脹。關節液為血性，化驗檢查血沉增快，紅血球降低或正常，C反應蛋白不高。X光檢查無明顯異常，核磁共振檢查可見到含鐵血紅素沉著，病程久者關節囊腫大。

5.痛風性關節炎合併滑膜炎：有長期飲酒、高蛋白飲食史，多在酗酒和

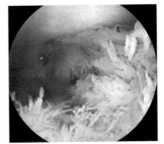

圖6-10

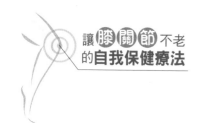

暴飲暴食後的當天夜裡發作，驟然發病，關節疼痛劇烈難忍，多表現
為足趾腫痛發紅，伴有發熱，體溫在38℃左右。關節液濃稠，呈淡
黃色。化驗檢查血沉增快，C反應蛋白升高，白血球升高，血尿酸升
高。X光檢查可見關節間隙正常，若症狀遷延反復，可見有尿酸鹽結晶
（圖6-11）。

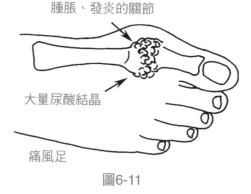

腫脹、發炎的關節

大量尿酸結晶

痛風足

圖6-11

　　6.結核性滑膜炎：病程較長，有下午低熱病史，關節腫大，但皮
溫不高，體溫在37.5℃左右，體質消瘦。關節液白黃色，濃稠如豆腐
渣樣或乾酪樣。化驗檢查血沉可稍快，C反應蛋白稍高，血常規檢查
以貧血為主，但白血球一般不升高，淋巴細胞可正常亦可稍高，主要
以結核菌素試驗陽性為診斷依據。早期X光無明顯改變，晚期可見關節
間隙變窄或消失。

　　7.化膿性滑膜炎：多發於10幾歲的兒童，無明顯誘因驟然發病，
膝關節紅腫熱痛，體溫明顯升高，一般在39℃左右。關節液濃稠呈淡
黃色。化驗檢查血沉增快，C反應蛋白在100～200mg/L之間，血常規
檢查白血球升高。X光片無明顯異常。細菌培養和藥敏試驗後可查出病
菌和敏感藥物。

❻ 膝蓋痛──髕骨軟化症

　　馬小姐，33歲，正值工作生活攀升的時候，可最近她膝蓋老是痛，平地走路症狀不明顯，在下蹲起立、上下樓梯、上下坡時疼痛加重，這到底是怎麼回事呢？到醫院後，醫生檢查她的髕骨，一手用力將髕骨推向一側，另一手拇指按壓髕骨邊緣後面引起疼痛，而且在向下按壓髕骨時也有疼痛。醫生

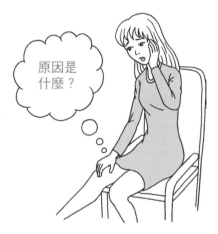

讓她單腿下蹲，在逐漸下蹲到90°～135°時出現疼痛、發軟，蹲下後單腿不能起立。之後醫生又讓她去拍了個髕骨軸位的X光片，結果顯示：髕骨有輕度傾斜，髕骨外側面軟骨下骨密度輕度增加、硬化（圖6-12）。醫生告訴她這是髕骨軟化症。

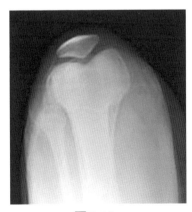

圖6-12

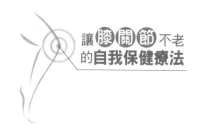

　　髕骨軟化症，主要是髕骨軟骨的退行性改變，包括軟骨腫脹、碎裂、脫落，最後股骨髁的對應部位也發生同樣病變，發展為髕股關節骨性關節炎，嚴重時可見骨質外露（圖6-13、圖6-14）。該病是膝關節常見病，好發於青壯年，在運動員和運動愛好者中尤為多見，女性發病率較男性高。

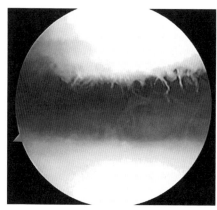　　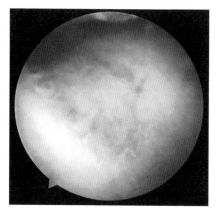

圖6-13 關節鏡下見髕股軟骨變毛糙　　圖6-14 關節鏡下見軟骨缺損

　　髕骨軟化症的內在因素就是自身免疫反應、軟骨營養障礙等引起關節軟骨本身的退變，加上外在因素，如勞損、創傷對關節軟骨的慢性損傷。多種因素綜合作用，誘發該病。

　　本病早期症狀不嚴重，休息或服一般止痛藥即可緩解，病變在「隱蔽狀態」下不斷發展，直至發展為髕股關節炎，嚴重者膝關節伸屈活動受限，不能單腿站立。晚期已形成髕股骨關節炎時，病變區軟骨及軟骨下骨已有明顯破壞，軟骨已無再生修復能力，還容易合併半月板損傷和創傷性關節炎等。

　　醫生給馬小姐開了營養軟骨的藥，告訴她回家以後應注意避免長期、用力、快速屈伸運動，並且做下面的運動訓練。

　　1.主動充分活動關節：在不負重條件下進行，如平臥在床上主動伸、屈膝關節。堅持每天早、晚各一次，每次10分鐘。

　　2.防止髕骨關節面持續受壓：屈膝位髕骨所受壓力較大，容易損傷關節面。要避免持續性蹲位對髕骨關節面的壓力，比如將蹲廁改為坐廁。

　　3.股四頭肌訓練：主動行股四頭肌訓練，股四頭肌舒縮時能帶動髕骨上下移動，有利於軟骨的營養滲透及減輕髕股關節面持續受壓。

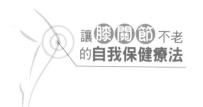
⑦ 走路時腿常發軟──髕骨不穩

　　小明，15歲，在一次下樓梯時左腿軟了一下摔倒了，也沒有在意。一個月後又發生了一次摔倒，而且這次開始出現左膝關節疼痛、酸軟。近幾周來，每週幾乎都要跌倒一次，而且左膝關節開始有點腫脹，這究竟是怎麼回事呢？小明的媽媽看了看小明的膝蓋，發現左右不對稱，左邊的膝蓋偏外，於是帶著他來到了醫院。

　　小明告訴醫生自己在走路時，膝關節出現瞬間軟弱無力、不穩定感，就摔倒了。醫生說這是由於股四頭肌無力，髕骨半脫位滑出髁間溝所致。醫生讓小明坐在床邊，雙小腿下垂，膝關節屈曲90°，使膝關節慢慢伸直，觀察到髕骨運動軌跡向外滑動。醫生手掌壓迫小明的髕骨，並讓他做伸屈動作時，誘發出髕下疼痛。膝關節伸直位時，壓迫髕骨，並使其上、下、左、右移動，醫生聽到髕骨下面有壓軋音，並伴有酸痛。然後讓小明膝關節處於輕度屈曲位，向外推移其髕骨誘發半脫位時，小明產生恐懼不安和疼痛，膝關節屈曲疼痛加劇。

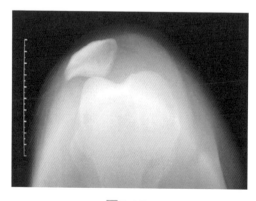

圖6-15

醫生說這是典型的髕骨不穩定，主要是由於髕股關節適合不良或髕骨力線不正所致。醫生進一步檢查後說，小明的股內側肌先天發育不良，內側支持韌帶鬆弛，外側支持韌帶緊張，導致作用於髕骨的拉應力異常，髕骨運動軌跡異常，使髕骨處於不穩定狀態。

　　醫生又給小明拍了膝關節正位、側位及髕股關節軸位片，顯示髕骨Ⅲ度脫位（圖6-15）。由於小明近期摔倒頻率較高，醫生建議他手術治療。小明接受了手術。醫生給他做了內側支持韌帶緊縮、外側支持帶鬆解的手術，改善髕骨力線，恢復髕股關節正常的適合關係，重建伸膝裝置，並讓他回家後做以下幾點配合：

　　1.限制活動。

　　2.股四頭肌練習。

　　3.下地配戴膝關節支具。

膝關節常識看這裡

髕骨外移度

　　正常人膝關節在伸直位時髕骨被動外移的範圍不超過它自身寬度的1/2，屈膝30°時髕骨外移的範圍更小。如關節鬆弛，按髕骨可向外側移動的程度分為3度：

　　Ⅰ度：髕骨中心在下肢軸線的內側或軸線上。

　　Ⅱ度：髕骨中心位於軸線外側。

　　Ⅲ度：髕骨內緣越過下肢的軸線。

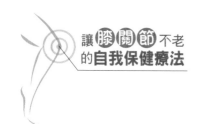

⑧ 天鵝頸樣畸形——類風濕關節炎

怎樣確定自己是不是類風濕關節炎呢？首先我們要明確風濕、類風濕、骨性關節炎這三個病的概念。

1.風濕：通常所說的風濕是個中醫病名，只要關節受風寒或陰雨天時腫痛都說是風濕，這個病可以是骨性關節炎，也可以是類風濕關節炎。

2.類風濕關節炎：這是一個西醫病名，需要化驗檢查作為依據。檢查哪些呢？首先要化驗抗「O」、類風濕因數、C反應蛋白、CCP和AKA等，如果這幾項都是陽性，結合X光片和臨床症狀，就可以明確診斷了。

3.骨性關節炎：為西醫的病名，通過X光檢查，結合臨床症狀就可以明確診斷了。

類風濕關節炎（RA）是一種病因未明的慢性、以炎性滑膜炎為主的系統性疾病，其特徵是手、足小關節的多關節、對稱性、侵襲性關節炎症，經常伴有關節外器官受累及血清類風濕因數陽性，可導致關節畸形及功能喪失，可伴有體重減輕、低熱及疲乏感等全身症狀。

> **臨床表現**

1.晨僵：早晨起床時有關節活動不靈活的主觀感覺，常大於2個小時，它是關節炎症的一種非特異表現，其持續時間與炎症的嚴重程度成正比。

2.關節受累的表現

多關節受累：呈對稱性多關節炎（常≥5個關節），易受累的關節有手、足、腕、踝及顳頜關節等，其他還可有肘、肩、頸椎、髖、膝

關節等。

　　關節畸形：手的畸形有梭形腫脹、天鵝頸樣畸形（圖6-16）、鈕孔花樣畸形等，足的畸形有蹠骨頭向下半脫位引起的仰趾畸形、外翻畸形、蹠趾關節半脫位、彎曲呈錘狀趾及外翻畸形。

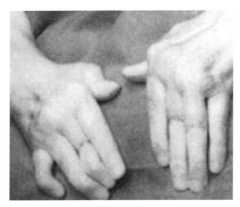

圖6-16

3.關節外表現

　　一般表現：可有發熱、類風濕結節（好發於肘部、尺骨鷹嘴、骶部等關節隆突部及經常受壓處）、類風濕血管炎。

　　心臟受累：可有心包炎、心包積液、心外膜、心肌及瓣膜結節、心肌炎、冠狀動脈炎、主動脈炎等表現。

　　呼吸系統受累：可有胸膜炎、胸腔積液、肺動脈炎、結節性肺病等。

　　腎臟表現：主要有原發性腎小球及腎小管間質性腎炎、腎臟澱粉樣變和繼發於藥物治療的腎損害。

　　神經系統：除周圍神經受壓的症狀外，還可誘發神經疾病、脊髓

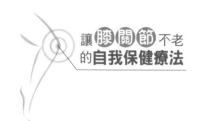
病、外周神經病、繼發於血管炎的缺血性神經病。

貧血：是RA最常見的關節外表現，屬於慢性疾病性貧血，常為輕至中度。

消化系統：可因RA血管炎、併發症或藥物治療所致。

眼：幼年患者可有葡萄膜炎，成人可有鞏膜炎，還可有乾燥性結膜角膜炎、鞏膜軟化、鞏膜軟化穿孔、角膜溶解。

常用檢查

1.一般檢查：血常規、尿常規、血沉、C反應蛋白、生化（肝腎功能，A/G）、免疫球蛋白、蛋白電泳、補體等。

2.自身抗體：類風濕因數（RF-IgM）、抗環瓜氨酸肽（CCP）抗體、類風濕因數IgG及IgA、抗核周因數、抗角蛋白抗體，以及抗核抗體、抗ENA抗體等。

3.X光片：關節X光片可見軟組織腫脹、骨質疏鬆及病情進展後的關節面囊性變、侵襲性骨破壞、關節面模糊、關節間隙狹窄、關節融合及脫位。

類風濕關節炎的治療

類風濕關節炎治療的主要目的在於減輕關節炎症反應，抑制病變發展及不可逆骨質破壞，盡可能保護關節和肌肉的功能，最終達到病情完全緩解或降低疾病致殘率的目標。治療原則包括患者教育、早期治療、聯合用藥、個體化治療方案及功能訓練。

患者要正確認識疾病，樹立信心和耐心，配合醫生治療。關節腫痛明顯者要休息及關節制動，而在關節腫痛緩解後應注意早期關節功能訓練。此外，理療、外用藥等輔助治療可快速緩解關節症狀。藥物

治療主要包括非甾體消炎藥、慢作用抗風濕藥、免疫抑制劑、免疫和生物製劑及植物藥等。

必須強調，功能訓練是類風濕關節炎患者關節功能得以恢復及維持的重要方法。一般說來，在關節腫痛明顯的急性期，應適當限制關節活動。而一旦腫痛改善，應在不增加患者痛苦的前提下進行功能活動。對無明顯關節腫痛，但伴有可逆性關節活動受限者，應進行正規的功能訓練。

⑨ 小腿上端痛──脛骨結節骨骺炎

毛毛，14歲，酷愛踢足球，可最近他的右膝蓋下面韌帶附著點老是痛，壓著也痛，特別是激烈運動後更痛，而且摸著有點腫大，這兩天更是不能跑了。

毛毛告訴醫生痛處逐漸腫大，上下樓梯有時也痛，跑步時疼痛加重。醫生說這是脛骨結節骨骺炎，是由於股四頭肌長期、反復、猛烈的收縮暴力，通過髕骨和髕韌帶集中於脛骨結節骨骺，使其發生慢性損傷，以致骨骺缺血壞死而引起的臨床症狀。

醫生說這是一種多見於12～18歲青少年的疾患，男多於女，多為單側，好發於喜愛劇烈運動（如跑跳、球類等）的中學生，發病緩慢。患者的脛骨結節變大伴疼痛，但無明顯功能障礙。

醫生檢查毛毛的脛骨結節，發現脛骨結節處腫大、壓痛明顯。在阻力下伸膝，局部疼痛加重。拍了X光片，顯示脛骨結節有舌狀不規則骨骺，有隆起破碎，骨質密度不均勻，軟組織腫脹（圖6-17）。

醫生說不用擔心，本病有自癒性，骨骺骨化後，症狀自消，但時間較長。要減少活動2～3周，暫停跑、跳、踢等運動，儘量少走路或避免做伸屈膝活動，平時走路時配戴護膝。如果成年後仍有長期局部疼痛者，請就醫做針對性治療。

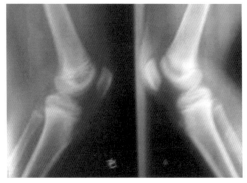

圖6-17

⑩ 痛來如風吹——痛風

　　生性豪爽的D先生，30多歲，雖然不是公司的骨幹，但是個公關能手，老闆只要有客戶總是帶上他，一到酒場飯桌就放量豪飲，幫忙給公司簽下單子。但是在近期連續幾場的豪飲後，他夜裡突然發燒到39℃，右膝關節及右踝腫脹起來了。到醫院後，醫生先抽了他的關節液，是黃色渾濁的，化驗了血常規，白血球增高，懷疑他是感染，便給他靜脈注射抗生素治療。然而7天後，D先生病情沒有好轉，醫生讓他到大醫院檢查。醫院的醫生給他查了血沉、C反應蛋白、類風濕因數、抗「O」、血常規和血尿尿酸後，告訴他得的是痛風性滑膜炎。

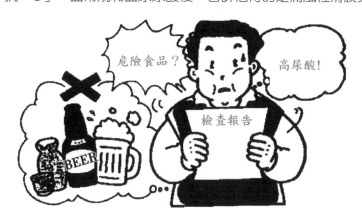

痛風性滑膜炎是怎麼回事呢？

　　痛風性滑膜炎是尿酸鹽結晶沉積引起的急性炎症反應性滑膜炎，最常累及第一蹠趾關節，其次是膝關節（圖6-18）。痛風是普林代謝異常致使尿酸合成增加而導致的代謝性疾病。腎功能異常時引起尿酸水準上升，血漿中的尿酸達到飽和，導致尿酸單鈉結晶沉積在遠端關

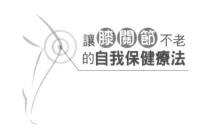

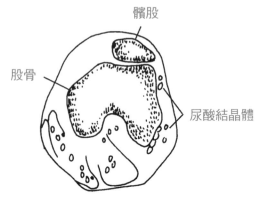

圖6-18 膝關節尿酸結晶

節周圍相對缺乏血管的組織中，這種結晶的出現可導致單關節或者多關節的急性炎性滑膜炎。

痛風在男性中較為多見，趾是最常見的受累區域，50%～70%初次發病發生於此。90%的痛風患者在其一生中的某個時期會發生第一蹠趾關節受累，其他可能受累的足部區域有足背部、足跟及踝部。除了累及關節之外，尿酸結晶還可能沉積在皮下，被稱作痛風結節。

急性痛風發作時表現為受累關節嚴重疼痛、腫脹、紅斑、僵硬、發熱，且症狀發生突然。發作期一般持續數天到一周。一般發病時沒有誘因，但可以繼發於輕度創傷或食用富含普林的食物之後。痛風經常在手術後急性期內發作。

痛風性滑膜炎多發於30歲左右的年輕人，往往有大量飲酒和吃海鮮史，常常在夜間發病，疼痛比較劇烈，患者往往不能行走，由家人攙扶著就診。本病患者應禁酒及高蛋白（肉、蛋、海鮮類）飲食，如不注意，即可復發。

⑪ 小腿前後不穩——膝關節交叉韌帶損傷

　　小周，中學生，愛好足球運動，在一次足球比賽時，由於起跑速度過快，不慎被前方一位隊友絆到左小腿，並向前摔倒，小周自覺膝關節內有撕裂感，隨即出現劇烈疼痛並迅速腫脹。到醫院後，醫生先抽出關節內積血，並在局部麻醉下檢查前抽屜試驗（檢查前交叉韌帶損傷的常用方法）呈陽性。為了進一步明確診斷，醫生給小周做了左膝關節核磁共振檢查（圖6-19）。

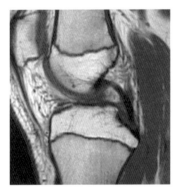

圖6-19

什麼情況下交叉韌帶損傷需要做手術？

　　1.脛骨、股骨止點撕脫骨折者，閉合不能復位，應早期進行手術復位。

　　2.有內側半月板破裂伴膝關節絞鎖不能自解者，應手術探查。

　　3.交叉韌帶完全斷裂。

　　4.多發韌帶損傷，膝關節不穩。

　　醫生隨即給小周做了手術，並囑咐他手術後要靜養一段時間，把傷養好，以後才能好好踢球。

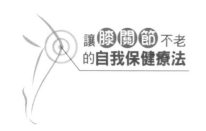

⑫ 多關節遊走痛——風濕性關節炎

　　小張，23歲，最近開始出現右膝關節紅腫、發熱、脹痛，後來又出現了右踝、左肩、右腕關節和肌肉遊走性酸楚、重著、疼痛，體溫也有些升高。小張想知道究竟是怎麼回事，於是他到醫院做了檢查。

　　醫生問他最近一兩個月是否有過感染性疾病，小張說兩個月前因為淋雨得了大葉性肺炎。醫生說那就對了，他很有可能就是風濕性關節炎。

　　醫生又給他做了化驗，結果顯示：

　　1.血清中抗鏈球菌溶血素「O」凝集效價明顯升高，咽拭培養陽性，白血球計數升高至12.2×109/L，中性粒細胞比例也明顯上升，高達84.3%，出現核左移現象。

　　2.血沉達89mm/h，C反應蛋白31mg/L。

　　3.細菌培養陰性。

　　4.類風濕因數和抗核抗體均為陰性。

　　醫生說這是典型的風濕性關節炎。

　　風濕性關節炎是風濕熱的一種表現，是一種常見的急性或慢性結締組織炎症。風濕熱是由A組乙型溶血性鏈球菌感染所致的全身變態反應性疾病，典型表現是輕度或中度發熱，遊走性多關節炎，受累關節多為膝、踝、肩、肘、腕等大關節，常見由一個關節轉移至另一個關節，病變局部呈現紅、腫、灼熱、劇痛，部分患者也可幾個關節同時發病。不典型的患者僅有關節疼痛而無其他炎症表現，急性炎症一般於2～4周消退，不留後遺症，但常反覆發作。若風濕活動影響心臟，則可發生心肌炎，甚至遺留心臟瓣膜病變。

　　小張聽了很緊張，醫生告訴他不用擔心，這個病治癒後很少復發，關節不留畸形，但有的患者可遺留心臟病變。治療上主要是早期診斷和儘早、合理、聯合用藥。醫生讓小張臥床休息，加強營養，補充足夠的液體和多種維生素，並要他保持心情愉快，充分休息，還給他口服阿司匹林，肌肉注射青黴素，也開了少量止痛藥，並告訴他，好好的養病，很快就可以復原了。

CH7

治療膝關節疼痛
的常用方法

① 出現膝關節痛怎樣及時應對？

　　1.立即仰臥休息：調整膝關節至最舒適的姿勢，輕輕彎曲疼痛的膝關節，可以在膝關節下墊上毛巾，但不能墊得太高，可稍抬高於心臟。暫時避免容易使膝關節受傷的動作和運動。

　　2.給膝蓋降溫：可用冷水或冰塊冷敷膝關節，每次15分鐘，間隔兩小時。有條件的可用冷卻噴霧劑。

　　3.使用護膝或繃帶：使用護膝或繃帶包裹膝關節，以防止發生腫脹。

　　如果是在上下樓梯時出現疼痛，儘量先坐著休息，等疼痛緩解後再走，上樓時先邁不痛的一側，下樓時先邁痛的一側，盡可能減少對疼痛關節的刺激。

　　在外出時出現疼痛，應先坐下休息，用手絹等物品包裹膝蓋，以防止水腫。盡可能找到冷飲或冰塊來冷卻疼痛的膝關節，並保持膝關節稍高於心臟。休息5分鐘後，若疼痛有所緩解就先回家，若無緩解並感到發冷或出汗應去醫院。

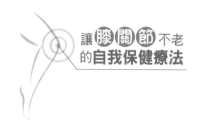
② 膝關節疼痛的保守治療

中醫治療

1. 中藥治療

中醫認為膝關節疼痛屬「膝痺病」，病機在於「肝腎虧虛、痰濕痺阻、骨痿筋傷」，治以「補肝腎、祛痰濕、強筋骨」為主。根據病程進展可以分為三期。

早期：徵候主要為氣滯血瘀，治療上採用傷科早期「破」法，以活血化瘀、止痛為主，口服桃仁膝康丸，一日2次，一次6g，飯後溫開水送服。

中期：徵候主要為氣滯血瘀、脾虛濕滯，治療上採用傷科中期「和」法，以舒筋活絡、健脾除濕為主，口服羌歸膝舒丸，一日2次，一次6g，飯後溫開水送服。

晚期：徵候為肝腎虧虛、經絡阻滯，治療上採用傷科後期「補」法，以補益肝腎、舒筋活絡為主，口服地黃膝樂湯為基本方加減。

2. 牽引治療

牽引可直接增加膝關節間隙，改善膝關節周圍軟組織血運，緩解肌肉痙攣，增加關節活動度，具有放鬆肌肉、開通閉塞、活血止痛的作用。根據患膝屈曲攣縮程度，採用不同牽引重量及角度，一日2次，一次30分鐘。

3. 中藥薰蒸治療

中藥薰蒸具有活血化瘀、軟堅散結、溫經通絡、祛風散寒、除濕

邪、緩解痙攣的功效，可改善血運，促進無菌性炎症滲出液的吸收和損傷組織的修復，改善症狀，恢復功能。常用中藥有：丹參、桃仁、紅花、活血藤、細辛、當歸、伸筋草、桔梗、川芎、白芷、草烏、牛膝等。

4. 膏藥

祛風活血止痛膏等具有止痛，活血化瘀，通經走絡，開竅透骨，祛風散寒等功效。

5. 小針刀療法

小針刀運用動態平衡理論及慢性軟組織損傷病因病理學理論，將中醫整體觀念和西醫外科手術治療有機結合起來，通過針刀對膝關節肌腱、韌帶及膝關節前後、左右的痛點進行切割分離、鏟撥鬆解，以鬆解軟組織粘連，緩解肌肉痙攣，切開瘢痕組織，消除關節腔處高應力，從而減輕膝關節的活動束縛，恢復膝關節局部力學平衡。

6. 手法治療

點揉痛點：如果膝周有壓痛點，用拇指、食指在壓痛點按揉。每個痛點均由輕至重，再從重至輕，點揉約1分鐘。此法可促進痛點炎症吸收，鬆解粘連。

點按穴位：以血海、梁丘（在股前區，髕底上2寸，髂前上棘與髕底外側端的連線上）、陰陵泉（小腿內側，膝下高骨後側凹陷）、陽陵泉（膝斜下方，小腿外側高骨稍前凹陷）、足三里（外膝眼下四橫指）為主，每穴點按1分鐘，以微微酸脹為宜。

掌揉髕骨：以掌心扣按髕骨，在保持足夠壓力的情況下，使髕骨

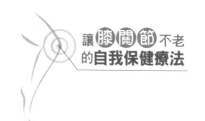

產生向內向上的輕微運動，在此基礎上，帶動髕骨做環轉運動3分鐘，以髕骨下產生酸脹溫熱感為宜。按壓時嚴禁暴力，儘量使髕骨與其下骨組織不產生摩擦。

拿捏股四頭肌：以拇指和其餘四指相對拿捏股四頭肌（即大腿前面豐厚的肌肉）約3分鐘，以感到微微酸脹為度。

擦膝部：在膝關節兩側用掌根從股四頭肌至小腿中下部肌肉做直線擦動，保持一定壓力，以深層組織有熱感為宜，每次約3分鐘。

7. 針灸治療

包括針刺、溫灸、刺絡拔罐、電針等，針灸取穴的基本原則分辨證取穴法、以痛為腧取穴法、特定穴取穴法、微針系統取穴法。常用穴位：膝眼、陽陵泉、血海、梁丘、足三里、陰陵泉、犢鼻等。利用針灸的免疫鎮痛作用，通過合理取穴和正確針刺治療膝關節骨關節炎，可緩解症狀，防止病情進一步惡化。

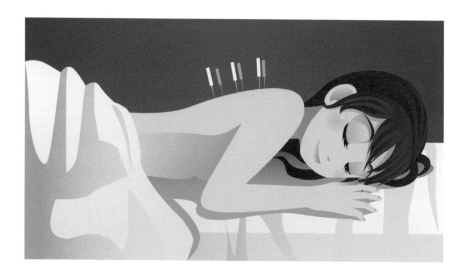

物理療法

物理療法對解除疼痛、消腫具有較好作用，可使局部血液循環增加，代謝廢物易於排出，從而使滑膜炎消退，滑液正常分泌，關節軟骨得到充分營養，延緩軟骨退變。

1. 電磁治療

利用人造磁場施加於人體經絡、穴位和病變部位治療。磁場可通過影響人體電流分佈和荷電微粒運動等使組織細胞的生理、生化過程改變，改善微循環，促進血流和淋巴循環，有利於鎮痛物質的排出，減輕炎性水腫。對膝關節炎的修復、粘連的鬆解均有良好作用。

2. 中頻脈衝

中頻脈衝作用於局部通過提高痛閾值，起到良好的鎮痛效果。中頻電流刺激感覺神經，使神經釋放出小的「P物質」，引起小動脈和毛細血管擴張，使皮膚溫度上升，肌肉收縮，還能軟化瘢痕，鬆解粘連。

3. 紅外線照射

紅外線具有可深入人體組織的特性及溫熱效應，可升高組織溫度，擴張毛細血管，促進血液循環，增強物質代謝，提高組織細胞活力及再生能力。紅外線治療慢性炎症時，能改善血液循環，增加細胞的吞噬功能，消除腫脹，促進炎症消散。紅外線還經常用於治療扭挫傷，促進組織腫脹和血腫消散，減輕術後粘連，促進瘢痕軟化，減輕瘢痕攣縮等。

4. 其他

有條件做溫熱礦泉浴、旋渦浴則效果更好。

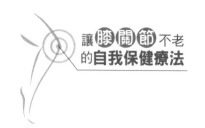

西藥治療

1. 透明質酸鈉

為關節腔滑液的主要成分，為軟骨基質的成分之一，起到潤滑關節的作用，減少組織間的摩擦。關節腔內注入透明質酸鈉後可明顯改善滑液組織的炎症反應，增強關節液的黏稠性和潤滑功能，保護關節軟骨，促進關節軟骨的癒合與再生，緩解疼痛，增加關節的活動度。通常於關節腔內注射，每次25mg，每週1次，連續5周，需嚴格無菌操作。

2. 氨基葡萄糖

為構成關節軟骨基質中聚氨基葡萄糖（GAG）和蛋白多糖最重要的單糖，正常人可通過葡萄糖的氨基化來合成GAG，但在骨關節炎者的軟骨細胞內，GAG合成受阻或不足，導致軟骨基質軟化並失去彈性，膠原纖維結構破壞，軟骨表面腔隙增多使骨骼磨損及破壞。

氨基葡萄糖可阻斷骨關節炎的發病過程，促使軟骨細胞合成具有正常結構的蛋白多糖，並抑制損傷組織和軟骨的酶（如膠原酶、磷脂酶A_2）的產生，減少軟骨細胞的損壞，改善關節活動，緩解關節疼痛，延緩骨關節炎症病程。口服每次250～500mg，每日3次，就餐時服用最佳。

3. 非甾體消炎藥

外用貼劑可抑制環氧化酶和前列腺素的合成，對抗炎症反應，緩解關節水腫和疼痛。可選用布洛芬每次200～400mg，每日3次；或氨糖美鋅每次200mg，每日3次；尼美舒利每次100mg，每日2次，連續4～6周。

藥物使用的優缺點參見表7-1。

表7-1：使用藥物的優缺點

劑型	優點	缺點
口服藥	方法簡單，不像外用藥那樣麻煩，也不會污染衣物	通過胃腸吸收，由血液將其運送到全身而起效，僅一個關節疼痛而全身用藥療效較差；可由於胃腸道刺激而出現全身副作用
膏藥	直接作用於患處，不經過胃腸道，效果較好	直接作用於皮膚，長時間會引起蕁麻疹等皮膚症狀
注射劑	直接作用於關節腔，不經胃腸道，效果直接	可由穿刺引起感染、注射疼痛及恐懼症

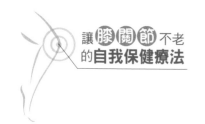

❸膝關節常用的手術方法

關節鏡手術

1. 關節鏡是什麼?

關節鏡是近年來發明的一種治療關節疾病的器械,主要通過小的切口經電視成像在關節腔內治療相關疾病,只在關節的表皮切一個1cm左右的小口,把鏡頭伸進去就可以有既檢查又治療的作用。

2. 哪些疾病是膝關節鏡治療的適應症?

1.膝關節診斷性檢查術:包括對臨床診斷不明確的膝關節紊亂的檢查,關節內病變的活檢,開放手術前的診斷證實,全膝關節置換或單腔室骨關節炎脛骨高位截骨手術的術前評價等,以獲取直觀的病情資料。

2.治療性手術

● 半月板或盤狀軟骨損傷或退變的全切除、次全切除、部分切除、縫合和盤狀軟骨成形。

● 不同類型滑膜炎,包括類風濕關節炎等滑膜病變的滑膜活檢與滑膜切除。

●化膿性關節炎的關節清創與沖洗引流。

●膝關節結核的病灶清除。

●滑膜皺襞綜合症的皺襞切除。

●髕下脂肪肥大的脂肪墊切除。

●關節游離體或關節內異物摘除。

● 骨關節炎的關節沖洗和關節清理及軟骨搔刮、鑽孔成形術。

● 剝脫性骨軟骨炎或關節內骨折的復位與內固定。

● 交叉韌帶損傷後的修復或重建手術。

● 因外位髕骨引起的髕股痛患者的髕外側支持帶鬆解及內側支援帶緊縮縫合術。

● 膝關節痛風的結晶體清除。

3. 關節鏡的優點是什麼？

1.創傷小，疼痛輕微：在沒有關節鏡之前，做膝關節手術往往要切10cm的切口把關節打開，現在只要1cm的切口就可以了，使得手術造成的創傷減到最低，術後疼痛輕微，功能影響較小。

2.切口美觀：20多歲的小月因半月板損傷在醫院做膝關節切開手術，儘管手術很成功，但是手術切口很大，膝關節留了一道蜈蚣一樣的瘢痕。特別是到了夏天，她都不敢穿裙子，因為誰見誰問，你的腿是怎麼了？如果你是一個愛美的人，怎麼願意讓腿上爬一條蜈蚣呢？關節鏡切口很小，只要1cm，不細看都看不出來，不影響美觀（圖7-1）。

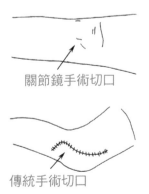

關節鏡手術切口

傳統手術切口

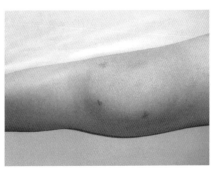

圖7-1

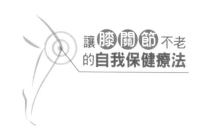

3.診斷更完善：關節鏡可以更全面更直觀地瞭解關節內的生理解剖與病理改變，從而獲得更準確、完善的診斷。

4.恢復快，有利於康復：膝關節與其他關節不同，其肌肉較少，多是肌腱附著，所以一旦手術切開後非常容易發生關節僵直，接受膝關節手術的患者最害怕的就是膝關節屈伸功能不能恢復正常。以往很多患者因為膝關節僵直而進行鬆解術，但有了關節鏡以後，一般不會發生術後關節僵直的問題了，因為手術切口小，繼發粘連和僵直的機率大大降低，患者往往在術後一周就可主動屈曲膝關節到90°。

5.併發症少：由於手術創傷小，可以早期下床活動，因而併發症較少。

4. 關節鏡手術適應症

1.半月板損傷：40歲的B先生因膝關節內側疼痛到醫院檢查，核磁共振檢查報告為內側半月板損傷，II級信號。為這他看了大大小小十幾家醫院，有些醫生建議他做關節鏡手術，有些醫生建議他保守治療，讓他不知道該怎麼辦？要了解這個病症，首先應該清楚半月板損傷該怎麼分級（圖7-2，見下頁）：

I級：半月板沒有破，表面完整，但是中間有裂隙，也稱變性。

II級：半月板破裂，但表面是完整的。

III級：半月板破裂，裂隙突破了關節面。

B先生是II級信號，是「分層破裂」，醫生建議如果沒有明顯的卡腿嵌頓和軟腿症狀，可保守治療。當出現了嵌頓或一走就卡腿，則很可能是半月板上下兩層都裂了，核磁共振顯示應為III級信號，那時就要做關節鏡手術了。如果不行關節鏡手術治療，在反復嵌頓和打軟

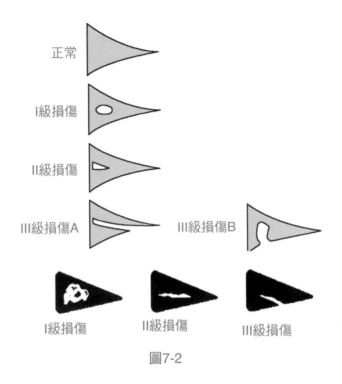

正常

I級損傷

II級損傷

III級損傷A   III級損傷B

I級損傷   II級損傷   III級損傷

圖7-2

腿的同時，對關節軟骨形成磨損，就像衣服上破了一個洞，如果不及時縫補，破洞會越來越大，將來會造成整個半月板的撕裂和關節軟骨挫傷，那就得不償失了。

膝關節常識看這裡

　　術後1周開始股四頭肌功能訓練，術後2～3周如無關節積液，可下地步行訓練；如出現積液應立即停止下地，或配合理療及中藥治療等。

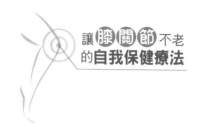

2.滑膜炎：各種滑膜炎都可以接受關節鏡治療，但是建議保守治療1個月以上。對於色素絨毛結節性滑膜炎、化膿性滑膜炎和結核性滑膜炎，必須在治療原發病的基礎上首選關節鏡治療。

將所見到的病變滑膜盡可能切除淨，墊伏在軟骨面上的滑膜應當剝除切去，切除到軟骨邊緣外約1cm處。軟骨面應當予以平整，使之盡可能地接近關節面的正常外形（圖7-3、圖7-4）。

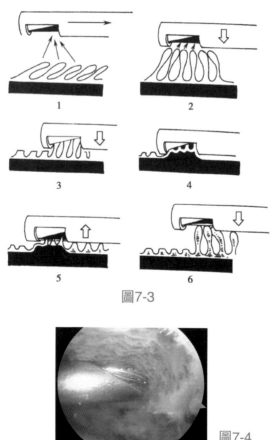

圖7-3

圖7-4

3.關節游離體：膝關節骨性關節炎伴有游離體引起的頻繁絞鎖，可經關節鏡行游離體摘除術（圖7-5）。若游離體能移到關節淺表，可用套圈法，即用事先準備好的套圈將游離體套壓按住，嚴格消毒，施以局部麻醉，然後在圈內切開皮膚，邊切開邊用力按壓套圈，有時游離體可從切口自行跳出，或用髓核鉗將其夾住取出。

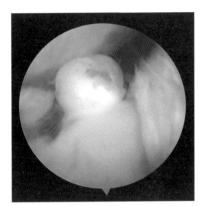

圖7-5

4.自體軟骨移植：關節鏡下自體軟骨移植術又叫馬賽克植骨，是將健康的包含關節軟骨、軟骨潮標和軟骨下骨的栓柱移植到損傷大小與之相匹配的區域，一般僅適用於直徑小於2cm的關節軟骨缺損，是治療軟骨損傷的諸多手段之一。此手術的優勢在於採用關節透明軟骨而不是纖維軟骨，修復缺損並維持了關節的高度和形狀。關節鏡下自體骨軟骨移植一次手術一期完成，可在門診進行。但由於取材的限制，此技術還不能完全用於治療大範圍的軟骨缺損。

自體軟骨移植的適應症包括獨立的、全層的軟骨缺損，直徑1～2.5cm（圖7-6）。大的缺損（直徑大於2.5cm）療效欠佳（圖7-7）。另外，此技術一般僅限於深度不超過6mm的軟骨下骨缺失的軟骨損傷（圖7-8）。禁忌症有膝關節感染、關節內骨折、類風濕關節炎（圖7-9）和廣泛的退化性關節炎。半月板撕裂和韌帶不穩不是絕對禁忌症，但是這種情況在軟骨移植時必須處理。儘管有脛骨平臺、滑車和髕骨病灶採用自體移植的報導，但自體軟骨移植最常用於股骨髁。

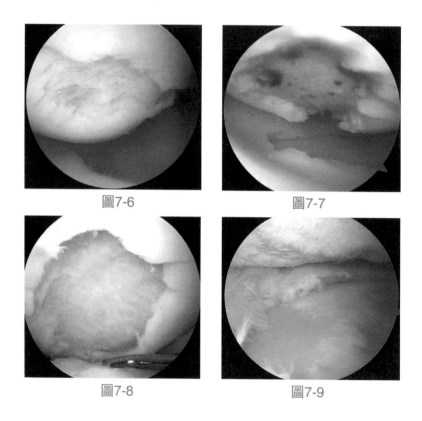

圖7-6

圖7-7

圖7-8

圖7-9

5.軟骨下鑽孔：通過機械性損傷，導致出血和纖維蛋白凝塊，促使未分化細胞分化為軟骨細胞，形成軟骨以修復組織。該手術在不同患者中差別很大，大多數患者很快發生退變。

6.自體軟骨細胞體外培養移植（圖7-10）：通過關節鏡取得自體軟骨標本，行體外細胞培養，手術顯露膝關

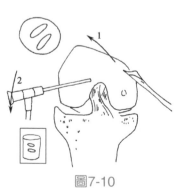

圖7-10

節病變,並行清理,根據軟骨缺損大小,切取等大小骨膜,縫合於軟骨缺損邊緣,並用纖維蛋白膠加固,然後將培養的軟骨細胞植入骨膜下,術後行康復訓練。

脛骨截骨術

脛骨上端高位截骨術用於骨關節炎的手術治療。膝關節骨關節炎常可伴有膝內翻或膝外翻畸形,並產生關節內持重應力分佈的改變。在膝關節內翻時,應力集中在膝關節的內側部分,並使發生在膝內側的退行性改變進展加速。相反,如膝關節畸形呈外翻位,則這些變化均發生在膝關節的外側部分。截骨的主要目的是通過矯正膝關節軸線和增加關節的穩定性以改善膝關節功能(圖7-11)。

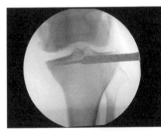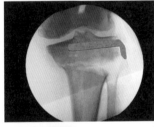
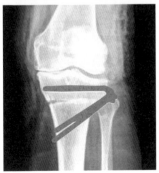

圖7-11

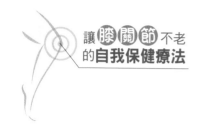
脛骨高位截骨術有下述優點：

1.截骨矯正近膝關節畸形部位。

2.經鬆質骨截骨，血運豐富，骨性癒合快，很少合併延遲癒合或不癒合。

3.截骨面用U形釘固定使骨端牢固接觸，起到持續加壓作用，手術操作簡單，術後外固定少，制動時間較短，可早期行膝關節功能訓練。

4.股四頭肌和膕繩肌的收縮可在截骨面間產生壓力，有利於骨端癒合。

5.可調整側副韌帶的緊張度，有利於關節的穩定。

6.必要時可在脛骨截骨同時行關節內探查或髕骨結節前移術。

基因治療

基因治療是將編碼某一有治療作用的蛋白基因用適當的載體轉化到關節滑膜或軟骨中去，使該基因可以在關節中長期穩定高效的表達，不斷產生該蛋白，並作用於有病變的單一關節，基因治療方法用於骨關節炎，將可能改變骨關節炎的治療現狀。

儘管基因治療存在大量問題，如選擇合適的目的基因、如何安全轉移基因、如何調節基因的長期表達等，但基因治療向人們展示了骨關節炎治療醫學上的又一新領域。

人工關節置換術

膝關節置換術根據以人工假體置換不同的病變關節部位可分為單髁置換、全膝關節置換（可包括或不包括髕骨置換）、股骨髁或脛

骨髁大塊切除後帶幹的特製假體置換。單髁置換術多用於重度單腔室關節病變而另一側關節間隙及髕股關節基本正常的病例，其目的是盡可能地保留正常的關節結構，減少手術創傷，以期獲得更好的功能恢復，並為今後的全關節置換留有餘地。

1. 全膝關節置換術適應症

骨性關節炎症狀十分嚴重、藥物治療無效的，且影響患者的日常生活，就應該考慮手術干預。全膝關節置換術是目前治療膝關節骨關節炎晚期最流行的辦法，當然其效果已經過時間的考驗，如果手術技術精良，確實會給患者解決痛苦，提高晚年生活品質，但同時也給社會帶來較大的經濟損失。當然在沒有其他辦法可根本解決關節軟骨退變問題的時候，關節置換術仍然是社會的一大進步。

主要用於嚴重的關節疼痛、不穩、畸形，日常生活活動障礙，經過保守治療無效或效果不顯著的病例。包括：1.膝關節各種炎症性關節炎，如類風濕關節炎，血友病性關節炎，Charcot關節炎等；2.老年患者的膝關節退行性骨關節病；3.少數創傷性關節炎等。

2. 單髁置換術的適應症

● 內側骨關節炎。

● 全層軟骨缺損。

● 前交叉韌帶功能正常，或後交叉韌帶功能正常。

● 內側副韌帶功能正常。

● 可矯正的關節內翻畸形。

● 外側軟骨厚度完整。

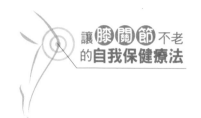
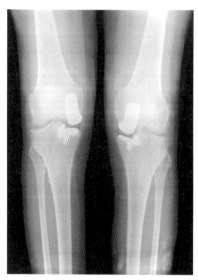
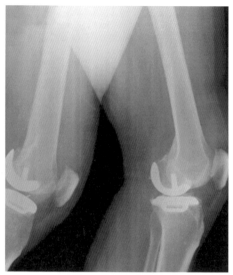

單髁置換術的優點包括：

● 手術切口小：8cm左右（全膝18cm左右）。

● 截骨量少：僅內側間室置換而不傷及外側間室和髕股關節，可有效保存骨量。

● 失血量少：300ml左右（全膝置換900ml左右），單髁置換術可不輸血。

● 手術年齡可偏於年輕。

● 如需翻修，可直接改為全膝表面置換術。

● 雙側同時手術風險較全膝置換術小得多。

膝關節常識看這裡

對人工全膝置換術的適當期望

絕大部分患者經過手術後膝關節疼痛顯著減輕，功能明顯改善，日常活動能夠自理，生活品質提高，但手術不會使膝關節功能比未發病前更佳。

手術後，有的事情將禁止再做，這包括慢跑及高撞擊力運動。在常規活動下，人工膝關節也會在其塑膠墊上產生少許磨損；過度的活動與負重，將會加速磨損，以致假體鬆動出現膝關節疼痛。若正確使用人工膝關節，那麼可用很多年，超過90%的患者可以保持10～15年以上。

術後的危險活動包括跑步或奔跑、接觸性運動、跳躍運動、劇烈的有氧運動等。

3. 如何選擇人工關節

目前人工關節的生產廠家很多，國外的著名品牌如Depuy（強生）、Zimmer（捷邁）、Link（林克）、Stryker（史塞克）等，都有20年以上的應用歷史。無論哪個公司的產品，其設計原理和材料是基本相同的。

在選擇人工關節時，應考慮到以下幾點：

1.對重建關節的期望值：普通的人工膝關節置換術可顯著改善嚴重膝關節疾病的疼痛和功能障礙，恢復基本生活自理能力；有些特殊設計的人工假體還可以滿足患者的某些特殊要求，比如跪、盤腿。

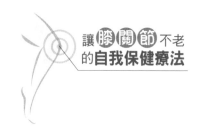
2.患者年齡：普通的人工假體90%以上能應用15年左右，對65歲以上的患者來講已經足夠；目前最新設計、最新材料製作的人工膝關節假體在體外可耐磨損30年以上，適合於較年輕的患者。

3.手術醫生對某一品牌假體的熟悉和使用經驗：選用醫生最熟悉、使用最多的假體。

4.經濟支付能力：患者的要求越高，需要支付的費用也越高，有的要求其實不太必要。

4. 術前準備

術前需要做常規檢查，全身檢查包括一般的常規術前檢查，瞭解糖尿病、下肢深靜脈狀況及有無全身感染情況（如牙周炎、皮膚癤腫、其他慢性炎症等），是否長期服某種藥，如阿司匹林要術前一週停藥。

1.一般檢查：醫生會通過視（望）、觸、動、量等常規手段對膝關節的外形、腫脹或關節積液、皮溫、肌肉萎縮、觸壓痛、股四頭肌肌力、關節活動度及肢體對線（膝關節內、外翻）等做出初步評估。

2.常規實驗室檢查：血、尿、糞常規，血型，肝功能，腎功能，HIV，HAV，HCV，梅毒抗體，血糖，血栓3項，血沉和C反應蛋白檢查，主要排除感染性關節炎，並為術後回診提供參照，必要時還要查電解質。

3.X光檢查：包括站立位下肢全長的前後位片、肺部X光片。

4.心臟、雙下肢彩超。

5.心理諮詢：醫生會詢問患者對手術的期望，幫助患者消除心理恐懼，指導患者配合手術和術後康復，告知手術相關注意事項。

6.準備假體：手術醫生會根據關節病變情況、患者年齡及其操作經驗，選擇合適的可獲得的膝關節假體。

7.患者的術前指導：指導患者術前股四頭肌肌力訓練及ROM訓練方法，停用某些可能對手術有影響的藥物。

8.術前抗生素應用：預防手術感染會使用抗生素。

9.麻醉醫生會診：麻醉醫生術前將會對患者做一次檢查，手術最常用的麻醉是全麻（手術過程中患者安然入睡，渾然不覺）或硬膜外麻醉（患者保持清醒，腰以下部位被麻醉），麻醉醫生會和患者討論麻醉的選擇，選擇最合適的麻醉方式。

膝關節常識看這裡

手術前一天的準備事項

1.洗熱水澡。

2.保護手術區域的皮膚以免受傷。

3.夜間10點以後不再進食，手術前6小時不再飲水。

4.患者本人或委託直系親屬簽手術同意書。

5.練習深呼吸、股四頭肌舒縮、踝泵運動。

6.練習扶拐。

7.練習床上大小便。

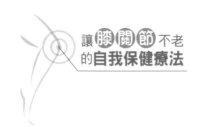
5. 術後處理及康復訓練

1.術後康復訓練應注意保護傷口，避免污染，如傷口暴露應馬上消毒更換敷料。

2.訓練應從小量開始逐漸遞增，根據訓練後及次日的反應（全身狀態、疲勞程度、膝關節局部腫脹和疼痛等）增減運動量。訓練後以不發生膝關節局部疼痛、腫脹為宜。均勻分佈運動量，應有短時間間隔休息。與隔日長時間運動相比，每日短時間多次運動更有效。根據不同康復階段的需要和功能恢復情況，適時調整運動強度、時間及方式。

3.訓練前後疼痛嚴重或對疼痛比較敏感的，可用一些溫熱療法，並可小量使用消炎鎮痛藥或止痛藥。老年人訓練前應排盡大小便，避免睡醒後半小時到1小時內或起床後立即訓練。

4.訓練時應穿寬鬆的衣褲和防滑鞋，最好有人協助保護，並予以適當鼓勵，共同配合努力。

5.增加膝關節活動度與增加肌力的訓練相結合，即使達到正常水準也應繼續維持長期的訓練。

④ 術後各階段訓練

■第一階段（住院階段）：術後1天～術後14天

術後第1～3天

1.手術後當天可能把患者安置在甦醒室，也可能把患者送回原來的病房，這取決於患者的具體情況，通常要用一些儀器檢測重要臟器的功能。

2.膝關節局部有較厚的敷料（一般是繃帶及棉墊）。

3.有一根手術切口引流管，將在術後1～2天左右拔去。

4.有靜脈輸液管，一般需要3～5天，主要用於輸入抗生素，或在必要時輸血。

5.導尿管盡可能早點去除，如果是在床上大小便，注意不要弄汙切口的敷料。

6.如疼痛劇烈，可請手術醫生給予合適的止痛藥；如果安放了止痛泵，請按照麻醉師的醫囑使用。切記不要強忍疼痛，這不利於復原。

7.應將小腿略墊高，同時做以下康復練習。

● 被動練習

需在醫護人員指導下由陪護人員完成。

1.對患肢做由足及大腿的按摩，每2小時按摩10分鐘。

2.對患肢做由足及小腿的按摩，每2小時按摩10分鐘。

3.屈伸踝關節（與下肢按摩交替進行），每1小時活動10分鐘。

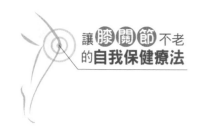

● 主動練習

肌肉等長舒縮練習（與被動練習間隔進行），由患者自主完成。

1.踝泵動作：麻醉甦醒後即可開始做足和踝關節伸屈活動，足用力做上勾和下踩的動作，每個動作持續3秒，每次2～3分鐘，每小時2～3次。

2.股四頭肌練習：術後第2天，開始進行股四頭肌練習，以保持肌肉的張力。盡力背伸踝關節，伸直膝關節做抬腿動作，持續5秒，放鬆5秒後再重複，直至大腿肌肉感到疲勞為止。

3.伸膝抬高練習：下肢伸直，如同做股四頭肌練習，將腿抬離床面十幾公分維持5～10秒，慢慢放下，重複此動作，直到大腿感到疲勞為止。也可以在坐位時做直腿高舉練習，通過收縮大腿肌肉，使膝關節伸直並保持5～10秒。

● 連續被動運動（CPM）機練習

術後第3天開始CPM機練習，由0°～30°開始，逐漸增加角度，每天增加10°，每天2次，30分鐘/次。

通過本階段訓練應達到：

1.基本消除患肢腫脹。

2.患肢大腿、小腿肌肉能夠協調用力，做出肌肉舒縮動作。

3.依靠小腿重力，膝關節被動屈曲無嚴重不適。

膝關節常識看這裡

　　患者術後會感到膝部疼痛，醫生將會給予止痛劑。

　　術後為了避免墜積性肺炎，要深呼吸並經常咳嗽，來清理肺部，做到每小時不少於10次。

　　術後前幾天可能胃口不好，需要可口易消化的飲食，最好是含鐵比較多的食物；可能需要口服一些緩瀉劑以保持大便通暢。

術後第4～7天

　　患者已經可以正常進食，體力逐漸恢復，傷口疼痛開始減輕，關節內引流管已經拔除，患肢腫脹逐漸消除，可在床上坐起。本階段可繼續前3天的練習，並逐漸過度到完全主動練習。增加以下練習：

● **主動練習**

　　1.主動抱大腿練習：抱患肢大腿下1/3處，緩緩抬起大腿，借此被動活動膝關節，每隔2小時5～10下。

　　2.側位屈伸練習：患肢在上，做無重力屈伸膝關節的動作，每隔2小時5～10下。

　　3.伸膝練習：仰臥位，在足跟上方放一個小枕頭使足跟懸空，收縮大腿肌肉，使膝關節完全伸直，並力圖使膝關節後方接觸到床墊，維持10～15秒，重複此動作，直到大腿肌肉感到疲勞為止。

　　4.懸垂小腿練習：在陪護人員幫助下，坐在床邊，小腿自然下垂，如疼痛較劇烈可先在床邊放一張凳子，腳放在凳子上，或仰臥在

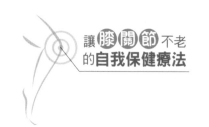

床邊，將患側小腿懸於床沿下，通過自我調節髖關節的位置及外展角度，來調整膝關節屈曲度，以完成膝關節自我控制下的主動屈曲，角度逐漸增大。每隔2小時懸垂約10分鐘。

5.ROM練習：懸垂習慣後，坐於床沿做如下訓練，健側足與小腿壓於患側足踝上，做向下壓的動作；健側足勾於患側足跟部，協助患側小腿做上舉的動作；或用一根繃帶一頭綁於足部，另一頭牽在患者手中，自行牽引使小腿抬起，伸直膝關節。兩者交替進行，每2小時練習20～30分鐘，以增強關節活動範圍。

6.髕骨鬆動練習：以手指指腹或掌根推髕骨邊緣，向上、下、左、右四個方向緩慢用力推動髕骨（圖7-12）。每方向10～20次，每天2～3次。

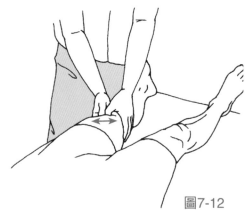

圖7-12

● 被動練習

繼續CPM機練習。

通過本階段訓練應達到：

爭取膝關節被動屈曲達到90°，並能完全伸直（被動），能適應坐凳和站立狀態。

術後第8～14天

根據恢復情況繼續前一階段的練習，並可進一步增加以下練習。

1.臥床直腿抬高練習，抬30°即可，保證膝關節伸直及背部展平，堅持5～7秒，重複30次，每天練習3～4次。可先墊枕幫助，逐漸降低枕的高度。避免側臥外展抬腿。

2.扶欄杆做下蹲練習，蹲下後堅持5～7秒，每天3～4次，每次30下，逐漸增加下蹲程度（圖7-13）。

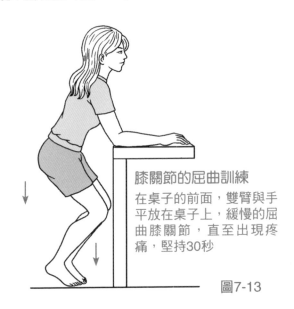

膝關節的屈曲訓練

在桌子的前面，雙臂與手平放在桌子上，緩慢的屈曲膝關節，直至出現疼痛，堅持30秒

圖7-13

3.臥位足跟滑動：平躺在床上，健側下肢伸直，患側膝關節稍屈曲，利用足跟在床面的滑動，達到活動膝關節的目的。

4.適應性站立練習：患者在保護下，於床邊或窗臺邊進行適應性站立訓練。前半周進行時，身體重心在健側，後半周練習時，重心逐

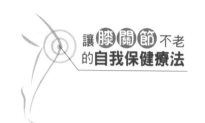
漸向患側過度。每天訓練時間依據患者個人情況而定。

　　5.在陪護人員指導下扶助行器練習平路行走，膝關節負重約10kg（秤量），每天練習3～4次，每次10～20分鐘。

　　通過本階段訓練應達到：

　　膝關節主動屈曲達到或超過90°，可主動伸直，可坐便，可站立，可適量行走。

■術後第二階段（出院在家）

如傷口癒合良好，未發生嚴重手術併發症，一般於術後10～14天拆線，患者身體狀況已大部分恢復，可以出院。此時膝關節功能並未達到理想範圍，故出院後康復練習仍應持續，否則將前功盡棄。

 膝關節常識看這裡

做以下各項準備，將有助於在家中的活動。

1.日常用品比如電話、電視遙控器、常用藥物等放在容易拿到的地方。

2.所有樓梯都安裝安全扶手。

3.準備一個牢固的椅子，裝有堅固的墊子，其高度在坐位時能使雙膝低於髖部，椅子應有硬背及兩個扶手。

4.一個升高的坐便器。

5.洗澡時有一個穩定的洗澡椅或凳子；一根帶長手柄的洗澡海綿刷和沖澡皮管。

6.穿衣棒、穿襪幫助器和一根長柄鞋拔，可使穿或脫鞋襪時，不過度彎曲膝關節。

7.用抓物器輔助取得物品而又不過分彎曲膝部。

8.在家中，凡是可能走到的地方，要除去所有鬆動的地毯及電線。

術後第15～28天

● 主動練習（等張練習）

1.膝下墊一枕頭，保持屈膝約30°，而後使足跟抬離床面直至患膝伸直，保持7秒鐘（終末伸膝訓練），每天3組，每組30次。

2.坐在床邊或凳子上，開始主動屈膝伸腿練習，伸起後繃緊保持7秒鐘，放下重複。能夠抬50次後可在踝部加重物，從1kg開始，每次增加1kg，直至4.5kg，能連續抬50次，每天3組。

3.俯臥主動屈膝練習，每天3次，重複30下，每10下反手抱足下壓一次。

4.站立位屈膝練習，能夠連續50次後可在踝部加重物，從0.5kg開始，直至2.5kg，能連續屈50次，每天3組。

5.在陪護人員保護下繼續扶助行器做行走練習，膝關節負重約30～50kg，21天後可去除助行器逐漸完全負重行走，每天練習3～4次，每次15～30分鐘。

6.下蹲練習同前。

● 被動練習

1.下肢肌肉按摩放鬆練習，每次主動練習後均可做此放鬆，持續5～10分鐘。

2.患者俯臥位，由家人幫助扶小腿屈膝練習，儘量屈膝，可持續加壓與擺動壓腿交替進行，每天3組，每組30次。

通過本階段訓練應達到：

主、被動屈膝達到或超過120°，能自主有力地屈伸膝關節，可自己穿鞋襪，完全負重行走。

膝關節常識看這裡

預防感染

術後由於拔牙、泌尿道感染及皮膚感染所引起的細菌進入血流，都可能造成關節的感染。以下可能是膝關節置換術感染的跡象：

1. 持續體溫升高。
2. 寒戰。
3. 膝關節周圍發生紅、腫、熱、痛。
4. 手術切口有滲出。
5. 無論活動還是休息時，日益加重的膝部疼痛。

如有以上症狀，應迅速告知醫生！

術後第30～60天

● **康復師指導下的器械練習**

1.水中行走練習。

2.跑步機上行走練習。

3.靜態自行車練習。

4.負重伸膝練習。

● **被動練習**

同上一階段。

● **自主練習**

1.無輔助平路行走練習：每天3～4次，每次30分鐘左右。

2.墊高弓步練習：在前一階段弓步練習的基礎上，將患側足下墊

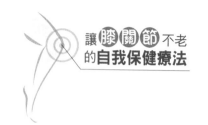

高，而後進行弓步練習，可逐漸增加高度直至50cm。每天3組，每組30次。

3.跪坐壓膝練習：健側站立，患側跪於靠背椅上或床頭，做屈曲壓膝動作，每天3組，每組30次。

4.屈膝坐位起立做站起坐下的練習：儘量勿用手扶膝作支撐，每天3組，每組30次。

5.下蹲位起立，坐位起立無困難時開始做蹲下起立練習：開始可用手扶膝作支撐，逐漸取消支撐，每天3組，由可耐受的少量開始，逐步增加至每組30次。

6.上下樓梯練習：可與行走練習相結合，每天3次，每次15分鐘左右。

7.弓步練習：兩腿前後分開，交替弓步壓膝，足底不離地，後腿伸直，每天3組，每組30次。

通過本階段訓練應達到：

膝關節屈伸活動自如，並具有一定的力量和柔韌性，可蹲便、正常行走，可不需輔助自主上下樓梯。

術後2個月

門診拍片複查，無異常後繼續上述康復練習，直至恢復正常或接近正常的日常生活。此階段已經可以開始從事游泳等一些較為劇烈的運動。3個月後應完全恢復正常生活。

膝關節常識看這裡

　　人工膝關節有屈曲限值，目前各種假體設計基本在110°～135°之間，一般經過康復訓練能夠達到110°左右，即可獲得較為滿意的日常活動需要。如存在某些特殊情況，應聽取醫生的建議。

　　總之，康復訓練中及康復後膝關節能夠達到的屈曲度數，以產品設計屈曲限值結合患者自身情況為準，不可超範圍盲目追求更大的度數，否則可能造成關節損傷。

使用新膝關節的注意事項

　　患者會感到切口旁有少許麻木，手術關節有少許僵硬，特別在做過屈活動時。

　　改善膝關節活動是膝關節置換術的目的，但要恢復全部活動是不易的。膝關節置換術後，大部分患者的膝關節可基本伸直，並可上下樓梯及坐椅子和從椅子上站起來，跪地動作則會感到不適，但不會有傷害。偶爾在屈膝或行走時，可感到有金屬對塑膠的輕微接觸聲，這種異常會隨著時間的推移而減輕。

　　與術前的疼痛與活動障礙相比，大多數患者會感到這點不習慣算不了什麼。

　　人工膝關節會啟動飛機場和某些大樓的安全系統，如警報器，請告訴安檢人員，您裝有人工膝關節。

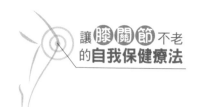

⑤ 術後注意事項

1.參加日常的輕量活動，以保持術後膝關節的力量與活動度。

2.特別注意不要跌倒和受傷，人工膝關節置換術後患者再次骨折就必須要再手術。

3.看牙科時，要對醫生講您裝有人工膝關節，在每次口腔手術前服用抗生素。

4.身體其他部位有感染時，比如扁桃體炎、足癬等感染時，要及時使用抗生素，因為手術後的人工膝關節容易受到波及。

5.經常去看骨科醫生，定期回訪檢查並拍X光片。

CH8

「人老，腿不老」的三大法寶

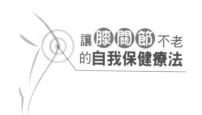
① 控制體重

膝關節負擔重了有什麼後果？前面講過，膝關節在行走時承擔的重量是人體的3倍。因為人在行走過程中有單腿負重作用，再加上剪力的作用，就是3倍，但是人增加1kg體重，放在膝關節上就是增加了3kg的重量。減輕體重，降低膝關節負荷，是治療膝關節骨性關節炎的捷徑。

1. 檢查肥胖程度

首先要計算BMI（如表8-1），算完再與自己的標準體重對照，以標準體重為目標，慢慢減肥！

標準體重計算方法

BMI＝體重（kg）/ 身高（m）^{2}。例如：$70/1.75^2=22.86$。

標準體重BMI應在18.5～25，超過25以上就屬於肥胖。應該改善飲食及生活習慣，向著標準體重努力！

表8-1：BMI計量表

BMI	類型
<18.5	瘦
18.5～25	正常
25～30	輕度肥胖
30～35	肥胖
35～40	重度肥胖
>40	嚴重肥胖

BMI>25就要注意啦！

　　請重新審視以飲食為中心的全部日常生活，努力消除肥胖。但是，體重急速下降對身體不利，以1個月瘦1～2kg的速度，慢慢減比較好。

2. 飲食是一種生活態度，也是生活習慣

　　俗話說「能吃就是福」，但減肥應該從嘴開始。減肥飲食的基礎是一天三頓，規律並適量進食。不吃早餐等壞習慣是導致加餐或者吃得過多的原因，最終導致肥胖。另外，為了防止肥胖，吃飯時應細嚼慢嚥；比起動物性食物，更應該多吃植物性食物，為增加膽固醇的排出也要多吃一些膳食纖維。

　　其他注意事項包括：

● 每天按時用餐。

● 吃飯專心，用餐時不宜過多交談。

● 進餐速度不宜太快，應細嚼慢嚥，不然容易讓人易飽脹痛。

● 對於每天應該吃多少主食，心中有數。

● 儘量不吃剩菜剩飯，每餐七分飽。

● 限制脂肪，把握好熱量攝入。

3. 避免肥胖的飲食五原則

　　1.避免高熱量高脂質的菜肴：為了防止肥胖，一天攝取的熱量儘量少些為好。另外，含有大量脂質的飲食會對膽囊造成負擔。少吃油炸食物，儘量選擇低脂的食物，攝入含膳食纖維較多的食品，如大米、豆子、山藥、甘薯、竹筍等。

　　2.主食以米飯為主：作為能量來源的糖比脂質消化所用時間少，

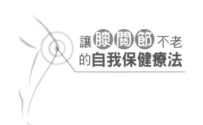
是不會對肝臟造成負擔的營養成分。碳水化合物是糖的供給源,米飯的脂質含量相對麵包和麵條更少,因此推薦作為首選主食。

　　3.從蔬菜和水果中攝取天然的維生素:維生素具有促進脂質代謝,將糖轉化為能量的作用。然而,不同種類的維生素攝取過剩也會出現問題,因此,比起單純依賴營養品,還是從蔬菜水果中自然攝取比較好。

　　4.用餐時保持愉悅的心情:研究表明,心情也是影響體重的重要因素,帶著幸福感進食,這樣內分泌及消化系統受到心情的影響會增加脂肪燃燒率,進食也可以瘦身。

　　5.避免吃完就休息:如果吃完馬上就睡的話,睡眠時肝、膽、胰腺等都得不到休息,所以晚飯最好在睡前3小時吃。

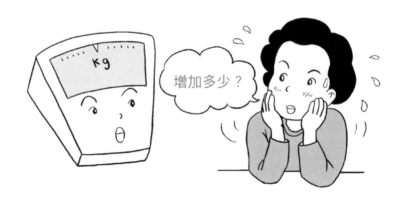

表8-2：常見食物與所需消化時間對照表

食物	大約消化時間
黃油（50g）	12小時
牛排（100g）	4小時15分
烤鰻魚串（100g）	4小時15分
豬肉火鍋（100g）	4小時15分
炸蝦（100g）	4小時
水煮蛋（100g）	3小時15分
燉雞（100g）	3小時
胡蘿蔔（100g）	2小時15分
米飯（100g）	2小時15分
蒟蒻（100g）	3小時
牛肉火鍋（100g）	2小時45分
煎雞蛋（100g）	2小時45分
凍豆腐（100g）	2小時45分
麵條（100g）	2小時45分
比目魚生魚片（100g）	2小時30分
蕎麥麵（100g）	2小時30分
燉馬鈴薯（100g）	2小時30分
烤比目魚（100g）	2小時30分

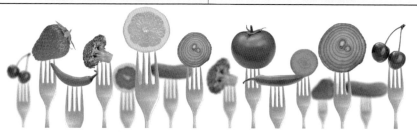

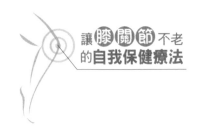
② 注意調護

愉快的生活

愉快的生活和積極的運動，做自己喜歡的事，愉快地度過每一天，這是克服膝關節疼痛的最大動力。我有個朋友，因為膝關節疼痛，哪裡都不去了，但是後來愛上了散步逛街，整天和朋友在街上散步，現在愛走路了，到處走走，心情也好了。把握住每一個今天，以積極樂觀的態度去迎接每一個明天，你會感到世界天天有美景。

1.愉悅永存心間：時常保持心境開朗，心胸開闊，寬宏大度，意志堅強，做精神上的富有者，愉快是不會棄你而去的。

2.變怒為笑：在憤怒的時候，找出幽默的情趣，笑遠比憤怒有益於健康，生活就是這樣，要愛惜自己，疾病很快就會治癒，別發怒，提醒自己笑笑就沒事了。

3.樂觀開朗：愚者常愁眉苦臉，智者多快樂逍遙，要樂觀地看待事情，不要總考慮消極的面向，要使自己的精神振奮起來，努力使自己成為一個樂觀開朗、意志堅定、寬容待人的人，並學會自我心理調節，提高心理承受能力。

4.知足常樂：不斷提高認知和改造主觀世界的能力，正確看待自己和別人。

5.工作期間適當休息：負重工作者每次工作間歇應靜休，放鬆肌肉，使各關節的支撐肌肉和韌帶有休息、恢復的機會。此外還應避免劇烈持久的運動項目。

訓練腿部肌肉

　　腿部肌肉不足會使膝關節承受過大的壓力。保持大腿與小腿肌肉的力量，膝關節才得以屈曲和伸直，才能起到保持一定運動姿勢的作用。

　　不論什麼動作都是在支持體重的前提下完成的，肌肉會隨著年齡的增長而發生衰老，當肌肉力量不足時，膝關節就要承受更大的壓力，膝關節承受過度壓力，又會導致骨與骨之間的接觸摩擦增加，從而產生疼痛。

養成良好的生活習慣

　　1.以正確的姿勢走路：日常行走時要和散步時的姿勢一樣，動作正確。

　　2.穿寬鬆的鞋子：選擇適合自己的鞋子，以走路時鬆緊適度為宜。

　　3.走路不要太匆忙：步行時膝關節承受的重量是體重的2～3倍，跑步時為體重的4～5倍，因此日常生活中，走路儘量不要太匆忙。

　　4.運動前充分活動四肢：運動時不要勉強自己，運動後好好放鬆身體，緩解疲勞。

　　5.保持力的平衡：購物或旅行中最好將物品平均放在兩手，使身體不產生傾斜，或者使用雙肩包，這樣可以減少對一側膝關節的磨損或加重患側疼痛。

　　6.坐便優於蹲便：相對於蹲便，坐便對膝關節的壓力大大減小，站立時最好有扶手或慢慢扶牆站起來。

　　7.注意天氣變化：特別是在寒濕天氣中應做好身體的保暖，避免受涼；夏季不宜在冷空氣出口處待得過久，避免受冷氣的直接吹拂，

使用空調也不宜使室內溫度過低；雨天少出門，避免淋雨，否則可能加重病情。

8.禁食刺激性食物：如胡椒、咖喱、辣椒、煎烤等食物，否則也可使疼痛加劇。骨性關節炎患者在日常生活中可選用一些補腎健脾、活血化瘀的中藥，如枸杞、首烏、熟地黃、黃精、茯苓、山藥、大棗、蓮子、丹參、桃仁、紅花等。

9.盡可能避免受損和勞損：中老年人應儘量避免關節的外傷和反復的應力刺激，上下樓梯及坐椅子時使用扶手，這樣都會降低關節軟骨受損害的危險性。

10.科學運動：有規律的運動能加強肌肉、肌腱和韌帶的支持作用，從而保護關節，同時也能刺激軟骨生長。

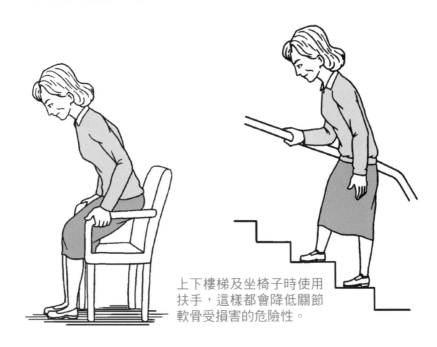

上下樓梯及坐椅子時使用扶手，這樣都會降低關節軟骨受損害的危險性。

膝關節常識看這裡

拐杖的使用方法

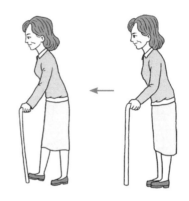

1.膝關節疼痛較輕一側的手拿拐杖，在疼痛較重側膝關節邁步的同時將拐杖向前支出，疼痛較輕的腿跟上。

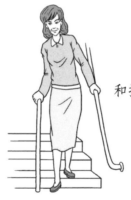

2.上下樓梯時用拐杖和扶手同時支撐身體。

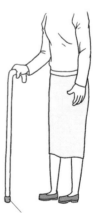

3.拐杖的高度應在站立時達手腕位置。

4.拐杖下端應加上防滑的橡膠墊。

防滑橡膠墊

休養調理

1.良好的睡眠：保證夜間的熟睡和少許的午睡。午休可消減上午的疲勞，使精力更充沛。熟睡能放鬆身心，讓大腦得到充足休息，緩解肌肉緊張，恢復良好狀態，使次日精力充沛。

2.注意飲食：要增加蛋白質，蛋白質對軟骨組織的復原大有好處。建議每天多攝入10g蛋白質，這些蛋白質可以分別由200ml低脂優酪乳，300ml脫脂牛奶，30g瘦肉、家禽肉或魚肉，60g豆類或40g低脂乳酪提供。

3.親近大自然：清新的空氣使人心情舒暢，嫩綠的色澤抑制緊張，風吹樹葉的沙沙聲和啾啾的鳥鳴聲可緩解緊張，舒暢心情。

③ 適度運動

每當節假日後，都會出現一大批這樣的患者：平時都是上班族，不怎麼運動，節假日時，利用放幾天假的時間出去爬山，還以一口氣爬到山頂為驕傲，要挑戰極限，可等到爬完山，膝關節就開始出毛病了。有的是膝關節疼上不成樓梯，還有的乾脆上的去山，下不來山，要橫著像螃蟹一樣下來，這是怎麼回事呢？原因是這樣的運動反而損傷了軟骨。那究竟應該怎麼運動呢？

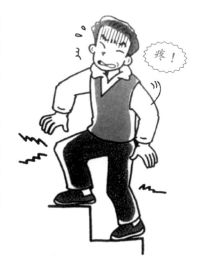

首先，運動時應考慮兩個方面，一方面是內臟的耐受，一方面是關節的耐受。脈搏就是運動強度的「測試表」。平時運動時只要達到最大耗氧量的40%～60%，也就實現了合適的運動強度。運動時的耗氧量，在一定時間內與脈搏的快慢是有明確關係的。根據脈搏，可以估算自己運動的充分與否。

具體來說，在運動剛結束的時候，我們自己數15秒的脈搏數，將結果乘以4，再加上10，便得到運動結束時的脈搏數（1分鐘）。

這樣，我們通過數脈搏數，再參照表8-3（見下頁），便可以知道自己的運動是否充分。

通過對比這張表，如果運動強度過高或過低，不妨調整一下運動的方式和持續時間。如果在運動過程中出現不舒服的感覺，不妨也停下來數一數脈搏，看看運動強度是不是太大了。

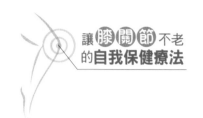

表8-3：適合不同人群的運動強度

年齡段	不經常運動的人	經常運動的人
20～29歲	110次/分左右	125次/分左右
30～39歲	110次/分左右	120次/分左右
40～49歲	100次/分左右	115次/分左右
50～59歲	100次/分左右	110次/分左右
60～69歲	90次/分左右	100次/分左右

除了表格裡的參考數值，還可以通過其他方法估算適合自己的運動強度，可參考下面兩個公式：

運動強度上限（每分鐘最多脈搏數）=230─年齡

合適的運動強度=運動強度上限×（50%～60%）

通過這兩個公式，也可以很簡單地求得合適的運動強度。舉個例子：對於一個45歲的人，他的運動強度上限＝230─45＝185，合適的運動強度就是185×（50%～60%）＝92.5～111。也就是說，運動後的脈搏數在92.5～111次/分，運動強度就達標了。

這個方法和表格法多少有些誤差，但大致上是符合的。

我們的關節就像門軸一樣，門天天鎖著，不開它，它就會鏽，這就是不運動的壞處；但如果天天乒乒砰砰摔門，那門很快就會破損，這就是過度運動的壞處。那到底什麼樣的運動對膝關節好呢，那就從最簡單的運動——散步——開始。

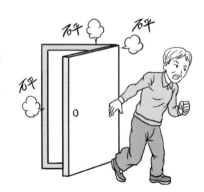

CH9

膝關節疼痛
常見問題Q&A

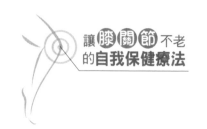

① 什麼是骨性關節炎？

骨性關節炎又稱骨質增生、肥大性關節炎、退行性關節炎、增生性關節炎、變形性關節炎、老年性關節炎、軟骨軟化關節病或骨關節痛等，是一種慢性關節疾病。骨性關節炎是最常見的關節炎，占關節炎總發病率的40%左右。

骨關節炎可從20歲開始發病，但大多數無症狀，一般不易發現，其患病率隨著年齡的增長而增加，多發於50歲以後，女性略多於男性。骨性關節炎的病變基礎是關節軟骨及周圍組織磨損，關節結構功能破壞。臨床以關節疼痛、腫脹、僵硬、畸形和功能障礙為主要表現。

② 關節炎有哪些訊號？

關節炎性病變有多種，均會不同程度地引起關節功能障礙，且多數關節炎病程較長、纏綿難癒，治療頗為棘手，因此，及時捕捉關節炎發生的訊號，做到早期發現、早期診斷、早期治療，有利於防止病情的發展，改善患者的預後。關節炎的臨床症狀主要有以下幾種。

1.關節疼痛：在疾病早期，疼痛往往並不嚴重，患病關節往往僅表現為酸軟或輕度疼痛，遇天氣變化或勞累後症狀可加重，休息後則減輕，此期關節活動一般不受限制，易被患者忽視而延誤就診。隨著病情的發展，疼痛變得更為明顯，不同類型的關節炎可表現為不同的疼痛特點。

2.關節腫脹：腫脹是關節炎症進展的結果，一般與病情嚴重程度呈正相關。

3.關節功能障礙：炎症發生後，由於關節周圍肌肉的保護性痙攣和關節結構被破壞，可導致關節功能部分或全部喪失。

出現上述症狀後，可適時做一些理化檢查，如X光、關節穿刺、血生化、血沉檢查等，有助於對疾病做出診斷和鑒別診斷。

③ 哪些人易患骨關節炎？

肥胖者特別易患膝關節骨性關節炎。曾經骨折者如復位不好，關節面對合不佳，很容易引起骨性關節炎。特殊職業的人也易患骨性關節炎，如芭蕾舞演員的髖關節和膝關節，紡織工的手，礦工的髖、膝關節，棒球運動員的肩、肘，足球運動員的足、踝、膝，拳擊運動員的掌指關節均易患骨性關節炎。

④ 看醫生之前需要做哪些準備？

如果決定到醫院去看醫生，那麼需要做一下必要的準備，首先應從有不適感的時間開始算起，計算一下得病的時間，然後回想一下治療的經過，在哪些醫院什麼科做過什麼檢查、吃過哪些藥物以及服用的時間，有些藥物還可能涉及用量。再把那些藥物的效果和用後有何不適總結一下，也可以把現在服用藥物的說明書或者藥瓶拿給醫生看，另外一定要帶好以往所做檢查的結果。如果是上午去看病，最好不要吃東西，以準備做一些化驗檢查。如果去看中醫，橘子、黃瓜這樣的有色食物就不能吃了，也不要含化某些有色藥物，以免影響觀看舌苔。看醫生之前注意到了這些問題，對疾病的診療會很有幫助。

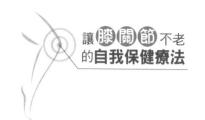

❺ 如何自測骨關節炎？

骨關節炎早期如能採取防治措施，治療效果會更理想。因此，以下一些症狀應十分留意。

1.關節活動是否受限？如果遇到身體某個或某些關節開始顯得運轉不自如時，應該想到可能患上了骨關節炎，而且還有可能正處於早期。

2.關節是否僵硬？骨關節炎患者時常會感覺手腳僵硬。有的人久坐後突然感到有些關節像「上了鎖」一樣動彈不得？這種情況在早晨起床後，以及較長時間不運動後特別明顯。

3.關節活動時是否會有「唭嚓」聲或其他的摩擦聲？骨關節炎發展到後期，由於關節軟骨退化、剝落，會使軟骨下的骨質暴露。當關節活動時，兩端軟骨下的骨裸露，互相觸碰時會發出聲音。

4.關節是否腫大變形？當關節退化時，關節滑膜就會常常發炎。由於滑膜上分佈著許多神經末梢作為疼痛感覺器，這些疼痛的資訊傳送給大腦皮質後，滑膜會分泌更多的滑液以潤滑與滋養那些損傷的滑膜組織。關節間隙積液增多，造成腫脹，使疼痛加重，甚至關節難以轉動。

❻ 年齡、職業和骨性關節炎有何關係？

年齡是骨性關節炎發病的重要原因之一，年齡越大患關節炎的機率就越大。因為老年患者神經反應相對遲緩，造成各種運動不協調，從而出現肌肉損傷等情況，老年人骨質的改變，骨的彈性及韌性較差。老年人軟骨出現退化，使得細胞分裂減少，從而使軟骨的修復速度遠遠趕不上軟骨的損傷程度，造成不可逆的軟骨損傷。另外，骨關

節炎與職業有密切關係。長期反復使用某些關節的人群，可引起這些關節患病率增加。

❼ 骨刺會引起關節疼痛嗎？

骨刺本身不會引起關節的疼痛，要看是否有壓迫到神經根或脊髓，如果沒有就不會有什麼不舒服的症狀。相反的，如果骨刺剛好壓迫到附近的神經根或脊髓，就會有身體僵硬不靈活甚至疼痛的感覺。

❽ 為什麼關節炎患者會預知天氣變化？

身邊患有關節炎的人，往往能夠在天氣變化之前就感覺出來，可以預知天氣的變化，而且很準，這是為什麼呢？正常人體對外界氣候的變化具有靈敏的調節，當氣溫升高、氣壓下降時，細胞內的液體就滲出，人的排尿量就增加；當氣溫降低、氣壓升高時，液體就滯留在組織間隙內，這種調節是組織的正常功能。而關節炎患者由於組織的病理性改變，使得這種調節功能失常，致使病變組織不能隨著外界天氣的變化而將細胞內液體排出，導致局部細胞內壓力高於周圍的正常組織，從而引起疼痛和腫脹，所以當天氣變涼、陰雨時，患者常常感到全身不適，出現疼痛或疼痛加劇，天氣變暖或晴好時，疼痛減輕，日久天長，人們就積累了這種「天氣預報」的經驗。天氣變化只是促進發病的一個條件，只要人體功能正常，就可以不出現關節疼痛，因此在天氣變化時，關節炎患者也不一定會出現關節疼痛，原來關節疼痛的症狀也不一定會加重。

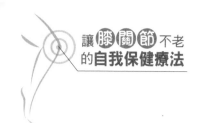

❾ 膝關節疼痛時，越痛越活動對嗎？

在膝關節炎導致疼痛時應儘量減少膝關節活動，以免加重膝關節骨性關節炎引起的疼痛，當疼痛緩解以後可以適當進行關節活動，並可在膝關節非負重情況下進行功能訓練，如平臥，伸直患肢緩慢抬高到最高點，再慢慢放下，如此反復進行股四頭肌的功能訓練。

❿ 久坐會引起骨性關節炎嗎？

長期伏案工作、使用電腦、開車等「久坐族」，逐漸成為關節炎的易患人群。醫生提醒，辦公室人員尤需注意保護肩、腕、膝等關節部位。

「久坐族」應適當運動，如散步、游泳、騎腳踏車及不負重的關節屈曲活動，避免長時間做同一動作或使關節固定於同一姿勢，並適時補鈣，保持正常體重，防止過度疲勞，注意保暖，可降低患關節炎的機率。此外，平衡飲食也有助於延緩骨關節炎的發病。

⓫ 多吃糖會加重骨關節炎嗎？

多糖飲食與炎症關係密切，攝取過量的糖很容易導致關節炎症狀加重或者本已康復的關節炎復發。正常人的體液是弱鹼性的，糖為酸性物質，當體液環境為酸性時，很容易發生疾病。如果甜食吃得太多，會使體內某些酸性物質失調，從而加重疼痛感。人體內鹼性物質貯備少是疼痛的原因之一，如果再多吃糖，中和掉體內的部分鹼性物質，會加重病情。

⑫ 運動會導致骨關節炎嗎？

有人常問，運動不是強身健體嗎，怎麼會使關節發炎呢？

其實這樣的例子在中老年族群並不罕見。人們只知道運動可以強身健體，若是長時間運動過量或運動方式不當，則會適得其反，引起疾病。過量的運動會加重膝關節表面的磨損，導致骨質增生，軟骨下骨硬化，使軟骨退行性變日益加重，出現骨關節疼痛、腫脹、活動受限等症狀，若治療不當或誤治，易造成殘疾。

中老年人運動時一定要注意自我保護，一是選擇好運動項目，如散步、慢跑、騎自行車、游泳、做健身操、打太極拳等，可根據自己的身體素質和愛好選擇；二是要把握好運動的強度，不管進行何種運動，千萬不要盲目地仿效別人，在運動後自測脈搏，每分鐘以100～130次、自我感到舒適為度；三是要保護好關節，外出運動前應束寬腰帶，帶好護膝，有利於減少和預防關節受傷。總之，運動要牢記「適度」二字。

⑬ 骨質增生就是骨關節炎嗎？

這種觀點是錯誤的，通過X光發現的骨質增生並不都是骨關節炎，單純的骨質增生沒有疼痛、關節活動受限的症狀，只有具備疼痛、腿伸不直、蹲不下等臨床表現，才能診斷為骨關節炎。

⑭ 吸煙會加重骨性關節炎嗎？

有研究表明，吸煙能引起頸部、背部、膝關節及其他關節的疼痛或者引起關節炎。為什麼吸煙會加重疼痛呢？首先，尼古丁是一種很強的刺激物，會影響大腦對刺激的感覺過程和疼痛的中樞感覺，從而改變患者對疼痛的感覺。其次，吸煙會減慢肌肉組織中的血流速度，增加血栓形成的機會，或者減少肌肉和關節組織中營養物質的運轉，從而導致骨骼肌肉組織的廣泛損傷。另外，吸煙患者心理上的疼痛閾值較低。

⑮ 有能去除骨刺的藥物嗎？

沒有特效藥能去除骨刺。骨刺是一種增生的骨質，和周圍正常骨質混為一體，他們之間沒有明顯界限，因此藥物是不能區別哪裡是增生骨，哪裡是正常骨的。現在市場上宣傳可以治療骨刺的藥物都是針對骨刺所引起的各種症狀而採取對症治療的，如止痛，並不能起到消除骨刺的作用。

⑯ 急性扭傷會引起骨性關節炎嗎？

急性扭傷不會直接導致骨性關節炎，但急性扭傷後若處理不當，可以成為骨性關節炎發病的誘因，急性扭傷時壓力的增加會引起軟骨的損傷。

⑰ 著涼會誘發骨性關節炎嗎？

關節炎患者對寒冷較為敏感，在寒冷環境中，皮膚溫度下降要比健康人慢，當進入溫暖環境時，皮膚溫度上升也較健康人慢，這是因為周圍血管收縮和擴張時間延長，且收縮、擴張的不充分，因此，在突然寒冷時，患者往往會發生關節痛。

⑱ 膝關節骨性關節炎都有哪些症狀？

膝關節骨性關節炎是臨床上最常見的骨關節炎。多表現為走路時感疼痛，休息後好轉，久坐久站時感覺關節僵硬，走動及放鬆肌肉時可使僵硬消失。症狀時輕時重，甚至每天可有差別。關節腫大常由骨質增生導致，亦可由少量滲液所致。急性腫脹提示關節腔內可能有出血。

⑲ 骨性關節炎的預後怎麼樣？

對於步入中老年的患者來講，身體日趨老化已經成為一個不可逆的事實，年輕時對身體的超支使用、不良生活習慣或者其他原因導致的骨性關節炎，若及時發現，積極進行正規治療，大多數患者疼痛症狀都會得到很大的改善。若骨性關節炎已進入晚期，保守治療無法緩解症狀時，則應該及時進行關節置換手術，以消除關節疼痛，改善關節的功能，提高生活品質。

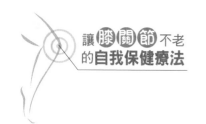

⑳ 為什麼肌肉會萎縮？

　　神經興奮衝動的傳導障礙，或長時間缺少運動，或長期拄拐，從而使部分肌纖維廢用，產生廢用性肌萎縮；同時伴有鈣流失；肌肉粘連導致缺血，營養障礙，引起營養不良性肌萎縮。常見的有臀部的肌肉萎縮，大腿肌肉、小腿肌肉的廣泛萎縮，這些肌肉的萎縮是可逆的，通過訓練或治療是可以恢復的。

㉑ 為什麼說膝關節炎功能訓練不能少？

　　膝關節骨關節炎是骨關節結構發生廣泛退行性改變的一種常見病，臨床主要表現為疼痛、關節腫脹、膝軟、絞鎖、關節功能障礙及關節畸形等。關節就像門軸一樣，只有不斷活動才不會生「鏽」。從生理的角度說，人的關節主要靠關節軟骨來傳遞壓力和承受關節活動時的摩擦。關節內軟骨沒有血管提供營養，其營養來源於吸收關節液中的養分。

　　正常情況軟骨具有一定的彈性，當關節活動和負重承受壓力時，軟骨隨著受壓的大小不同而被壓扁或彈起，像海綿被擠壓一樣，不斷吸收關節液的營養成分，維持軟骨的正常代謝。另外關節的運動也是對病變部位的一個再磨造過程。

㉒ 骨關節炎患者如何做膝關節的靜力訓練？

　　1.方形運動：用於體質較差者，躺在床上，雙下肢伸直，收緊膝前的肌肉，趾拉向頭部，膝蓋用力壓向床面，保持6秒後放鬆。雙下肢可同時進行，也可交叉進行。

　　2.剪膝運動：坐於直靠背椅上，訓練帶環繞雙踝，一膝前伸，另一膝屈曲成剪刀樣交叉，盡力拉緊訓練帶，並保持6秒後放鬆。如感到吃力，可稍前傾上身，以減輕膝關節的壓力和緊張度。

　　3.壓足跟運動：坐在直背椅上，屈膝，將足後跟向後壓向椅子，保持6秒鐘後放鬆。

㉓ 如何用負重訓練來減輕關節炎疼痛？

　　坐在椅子上，在兩個踝關節處綁上有一定重量的沙袋。緩慢抬高一條腿，持續5秒鐘，然後緩緩放下，重複10次，然後休息半分鐘，重複多次。

㉔ 骨關節炎患者如何運動膝關節？

　　1.屈膝運動：可以取仰臥位，雙足平放於床面，雙手交叉抱住小腿的中部，屈髖使膝關節靠近胸部之後，雙手向小腿輕而緩慢地加壓，使膝關節儘量屈曲，直至足跟接觸臀部。

　　2.伸膝運動：患者坐在一把直背椅上，一足架在另一椅子或床上，先屈膝，後用力伸直膝關節，伸膝時應保持腰背平直，緊靠在椅背上，從臀部至下肢背側肌肉應有牽拉感。如單膝無困難，可雙膝同時做。

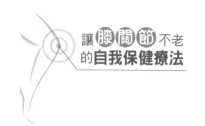

25 得了骨關節炎怎麼治療？

作為一種退行性疾病，骨性關節炎目前尚無有效的根治辦法，但可以通過各種治療干預方法減輕疼痛，以達到改善關節功能障礙和疼痛的目的。

26 關節炎能隨意服用止痛藥嗎？

目前不少患者錯誤地認為骨關節炎只是單純的關節發炎，關節疼痛時，吃幾片止痛藥就可以了，並未意識到關節以外的全身變化。殊不知，這些止痛藥往往只能緩解疼痛症狀，並不能控制疾病的發展，還可能加重病情，甚至出現一些嚴重併發症，嚴重者早期即可出現骨關節的破壞。也有患者同時服用幾種止痛藥，導致胃腸道、肝臟等不良反應，甚至出現消化道潰瘍或穿孔。

27 手法按摩能去除骨贅嗎？

手法按摩是以中醫的臟腑、經絡學說為理論基礎，結合西醫的解剖和病理診斷，用手法作用於人體體表的特定部位以調節機體生理、病理狀況，達到理療目的的方法，從性質上說它是一種物理治療方法，對於緩解骨刺壓迫神經引起的各種症狀有很好的療效，但骨刺是骨質老化的一種實質性表現，所以通過手法按摩很難去除骨刺。

㉘ 適當曬太陽對骨性關節炎有好處嗎？

從中醫的角度看，日光具有溫通經脈和升陽的作用，陽虛體弱、稟賦不足的人適當曬太陽，對改善體質有很大幫助。當然，曬太陽必須講究方法，對曬太陽時間的長短和一天中各時段光線的強度必須有一定的瞭解，並需根據季節的更替和氣候的變化，因時因地靈活調節，才能有助於養生和治療。

㉙ 得了骨性關節炎是多動好還是不動好？

對於骨關節炎患者的運動項目要一分為二。正確的、適當的運動可以預防、延緩和減慢骨性關節炎的進程。有益的運動項目包括游泳、散步、騎腳踏車、仰臥直腿抬高或抗阻力訓練及不負重位的關節屈伸活動。不正確的、過度的訓練會加重骨性關節炎，有害的運動是增加關節扭力或關節面負荷過大的訓練，如爬山、爬樓梯或下蹲起立等活動。

㉚ 骨性關節炎一定要開刀嗎？

治療骨關節炎的方法是根據病情來定的，而不是非要手術。經常活動對骨關節炎並沒有什麼好處，要知道，並不是所有的疾病都可通過運動來治療。相反，患者應避免關節劇烈活動和過度負重，以減輕對關節的損傷，但可做一般的輕微活動。

對於肥胖患者來說，減肥是刻不容緩的，關節疼痛可服用阿司匹林或其他消炎止痛藥，利用紅外線、超聲等物理療法可使疼痛減輕。

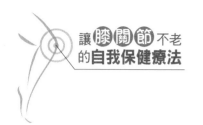

如果疼痛嚴重，其他方法都不能緩解時或關節明顯變形、關節活動不便、跛行的患者，可通過手術治療，開刀將骨刺切除，修復關節面，或者做人工關節置換。

㉛ 人工關節置換術能解決什麼問題？

一般骨性關節炎到了晚期，軟骨損傷到達Ⅲ級或Ⅳ級，並且X光表現與患者症狀相符時，即可考慮關節置換，關節置換是治療晚期骨性關節炎的一種有效手段。關節置換術開展多年，目前已經是一個比較成熟的手術，當患者達到骨性關節炎晚期時，關節置換是目前唯一有效的治療手段。術後能消除關節疼痛，大大改善關節功能，提高患者的生活品質。

㉜ 怎樣預防創傷性關節炎引起的骨質增生？

因關節骨折或損傷造成關節腫脹、疼痛、滑膜炎、活動受限及關節骨質增生的現象稱為創傷性關節炎。創傷性關節炎引起的骨質增生見於關節骨折的晚期。預防此種增生的關鍵是要正確治療和處理關節骨折，去除發生骨質增生的條件。

1.做好骨折的解剖復位：對於關節骨折，尤其是承重關節，要認真進行復位和固定。

2.嚴格固定：骨折重定後，要根據實際情況選擇適當的固定方法，防止骨折塊再次移位。

3.功能訓練：關節骨折復位、固定後，要動靜結合地進行關節功

能訓練，減少關節的腫脹滲出和粘連。另外適當的關節活動對於關節軟骨面還有磨合作用，使軟骨面更加平整和光滑，使之不易出現骨質增生，關節活動應在醫生的指導下進行。

㉝ 膝關節炎病情會不斷惡化嗎？

膝關節炎在不穩定期，病情可以繼續發展。若繼續過度飲酒、過度勞累，就會加重病情的進展；若科學合理治療，在保護膝關節不受過度壓力、扭轉的前提下，進行正確的拄拐杖、功能訓練，配合中藥干預、理療，就可以控制病情或終止惡化，使病情好轉。膝關節骨性關節炎在穩定期一般不會惡化。

㉞ 游泳對關節有哪些好處？

游泳是一種非負重下的運動，人體在水中漂浮是一種放鬆，使得頸椎、胸椎、腰椎、髖、膝關節等在放鬆中得到訓練。游泳的方式有多種，對於膝關節的訓練推薦蛙泳、水中漫步。

㉟ 膝關節炎會引起下肢癱瘓嗎？

癱瘓是由於神經功能發生障礙，身體的一部分完全或不完全的運動能力喪失，隨意動作的減退或消失。癱瘓與神經損傷有密切的聯繫，而膝關節炎間接引起神經損傷較少。它主要由於肌肉、韌帶、關節囊等軟組織損傷引起膝關節及下肢功能障礙、肌肉萎縮，不會引起

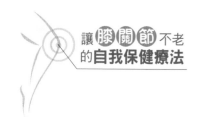

下肢永久性癱瘓，而且通過正常的功能訓練，膝關節和下肢的症狀是可以消失的。

36 膝關節炎需要補鈣嗎？

膝關節骨關節炎修復是軟骨的修復，需要通暢的血液循環提供營養，特別需要骨質成分的供給，如鈣元素、膠原蛋白、維生素D、微量元素等，這些物質可以通過中藥和食物得到直接或間接的補充。

37 貼膏藥能治療骨性關節炎嗎？

膏藥是中藥外用的一種，用植物油或動物油加藥熬成膠狀，貼敷於疼痛部位，具有舒筋活血、祛瘀生新、消腫止痛、清熱解毒等功效，能適當緩解骨性關節炎。

38 關節炎患者可以多吃糖嗎？

糖類，特別是白糖，幾乎不含維生素，其代謝中還需消耗不少維生素B_1，而退行性關節炎多伴有各類神經壓迫產生的神經痛，致使維生素B_1更缺乏，因此最好少吃糖。

39 關節炎患者可以喝酒嗎？

飲酒可引起B族維生素的缺乏，成為神經炎的誘因，嗜酒成性者

容易出現肢體疼痛。酒和含酒精飲料應禁飲。

㊵ 關節炎患者可以隨便按摩嗎？

治療要遵循專科醫生的指導，有些類型的疾病過多的活動反而使症狀加重，按摩必須選擇受過正規訓練的按摩醫生，千萬不要進行不適當的按摩，否則可造成嚴重的後果。

㊶ 怎樣防止疲勞蓄積？

在家中，注意休息，可以通過沐浴減輕疲勞，也可進行按摩或伸展肌肉。外出時，配帶護膝或穿緊身的褲子。工作中，注意姿勢習慣，例如椅子的高度以坐下後腳掌能著地，膝蓋呈90°為適宜。如果不到90°，說明椅子太低，如果大於90°，說明椅子太高。運動中，使用護膝保護膝關節。

㊷ 預防慢性膝關節疼痛的方法有哪些？

1.減輕膝關節的負擔，保持正確的坐姿，走路姿勢。

2.改善日常生活習慣，如廁、外出、上下樓梯時注意使用扶手。

3.保護膝關節，注意使用護膝。

4.訓練腿部肌肉。

5.緩解疲勞。

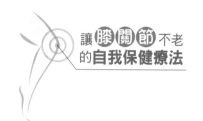

㊸肥胖者關節疼痛該怎麼辦？

1.每天適量運動：有些人因為運動時膝關節會痛，就不去運動，運動量減少而食慾依舊，體重增加，最終導致疼痛加重，陷入惡性循環，所以適量運動非常必要。

2.騎自行車旅行：騎自行車時膝關節承受壓力較小，可以很方便地進行運動。每次騎車時間在30分鐘以上，可兩天1次。因為長時間運動可促進體內新陳代謝，燃燒脂肪，也能達到增強心肺功能的作用。

3.游泳：利用水的浮力使膝關節的壓力大大減輕，並且在水的阻力下運動，可高效訓練肌肉，水還能使血管收縮，有利於血液循環。

㊹怎樣預防骨關節炎？

俗話說，「人老腿先老，防老先護膝」。為了防止或推遲步履蹣跚那一天的到來，預防膝關節炎必須從年輕開始，預防措施包括：

1.保持正常體重。

2.避免關節外傷。

3.儘量不穿或少穿高跟鞋。

研究表明，穿高跟鞋的女性膝關節負重壓力是正常人的3倍，穿高跟鞋下樓時，膝關節的壓力是正常人的7～9倍。

膝關節骨關節炎患者在治療的同時，應在醫生的指導下進行適宜的功能訓練，這對控制病情的發展尤為重要。在急性炎症期，應禁止運動，少走多坐。待炎症消退後，可選擇對關節衝擊小的柔和運動，如散步、慢跑、游泳、太極拳等以改善關節功能，促進康復。

　　醫學專家對預防骨關節炎有比較一致的認識，即不要把希望過多地寄託在骨質增生的變軟或消退上，這種生理衰老的趨勢是不可逆的。應當把預防的重點轉移到採取正確的措施上，延緩退行性病變出現的時間及進程，減輕骨關節炎引起的症狀及由此產生的不良後果。從這個意義上講，骨關節炎是可以預防的。

　　預防骨關節炎的要點如下：

　　1.保持平和的心理和樂觀的情緒。

　　2.注意生活調理和生活節奏。

　　3.加強運動訓練，增強身體素質。

　　4.避免風寒濕邪的侵襲。

　　5.預防和控制感染。

　　6.合理使用而不濫用藥物。

國家圖書館出版品預行編目資料

讓膝關節不老的自我保健療法 / 郝軍著. -- 初版. --
新北市：金塊文化, 2018.08
176面；17 x 23公分. -- (實用生活；42)
ISBN 978-986-95982-4-8(平裝)
1. 膝痛 2. 保健常識
416.618　　　　　　107012335

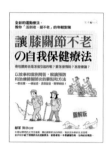

實用生活 42

讓膝關節不老的自我保健療法

金塊 文化

作　　　者：郝軍
發　行　人：王志強
總　編　輯：余素珠
美　術　編　輯：JOHN平面設計工作室

出　版　社：金塊文化事業有限公司
地　　　址：新北市新莊區立信三街35巷2號12樓
電　　　話：02-2276-8940
傳　　　真：02-2276-3425
E - m a i l：nuggetsculture@yahoo.com.tw

匯　款　銀行：上海商業銀行 新莊分行（總行代號 011）
匯　款　帳號：25102000028053
戶　　　名：金塊文化事業有限公司

總　經　銷：創智文化有限公司
電　　　話：02-22683489
印　　　刷：大亞彩色印刷
初 版 一 刷：2018年8月
定　　　價：新台幣280元

ISBN：978-986-95982-4-8（平裝）
如有缺頁或破損，請寄回更換
版權所有，翻印必究（Printed in Taiwan）
團體訂購另有優待，請電洽或傳真